脳科学者×介護士が本気で考えた

脳が若返る 毎日ひらめきテスト

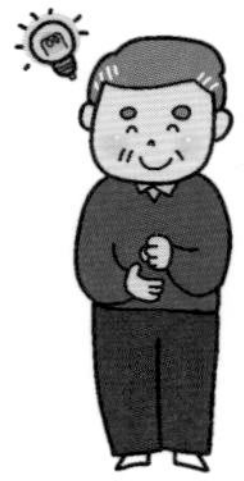

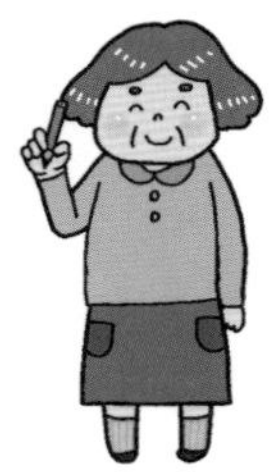

諏訪東京理科大学 教授 篠原菊紀 監修
デイサービスクローバー 監修

日本文芸社

毎日の脳トレで脳が

ワーキングメモリを鍛えて、もの忘れ予防！

「最近、もの忘れが多くなってきた」「人の名前が思い出せない」など、年齢を重ねていくうちに、こうした不安を感じることもあるでしょう。内閣府の「平成29年度版高齢社会白書」によると、2025年には「65歳以上の約５人に１人が認知症患者」になると推計されています。

脳にはいくつになっても衰えない機能もありますが、記憶や情報を一時的に頭の中に保持しながら、あれこれ作業・処理する機能（ワーキングメモリ）は年齢とともに衰えやすくなります。その衰えを防ぎ、ワーキングメモリをしっかり鍛えるために、毎日短時間でも脳のトレーニングを行うとよいでしょう。何かを考えたり、判断したりすることによって、脳は若返らせることができるのです。

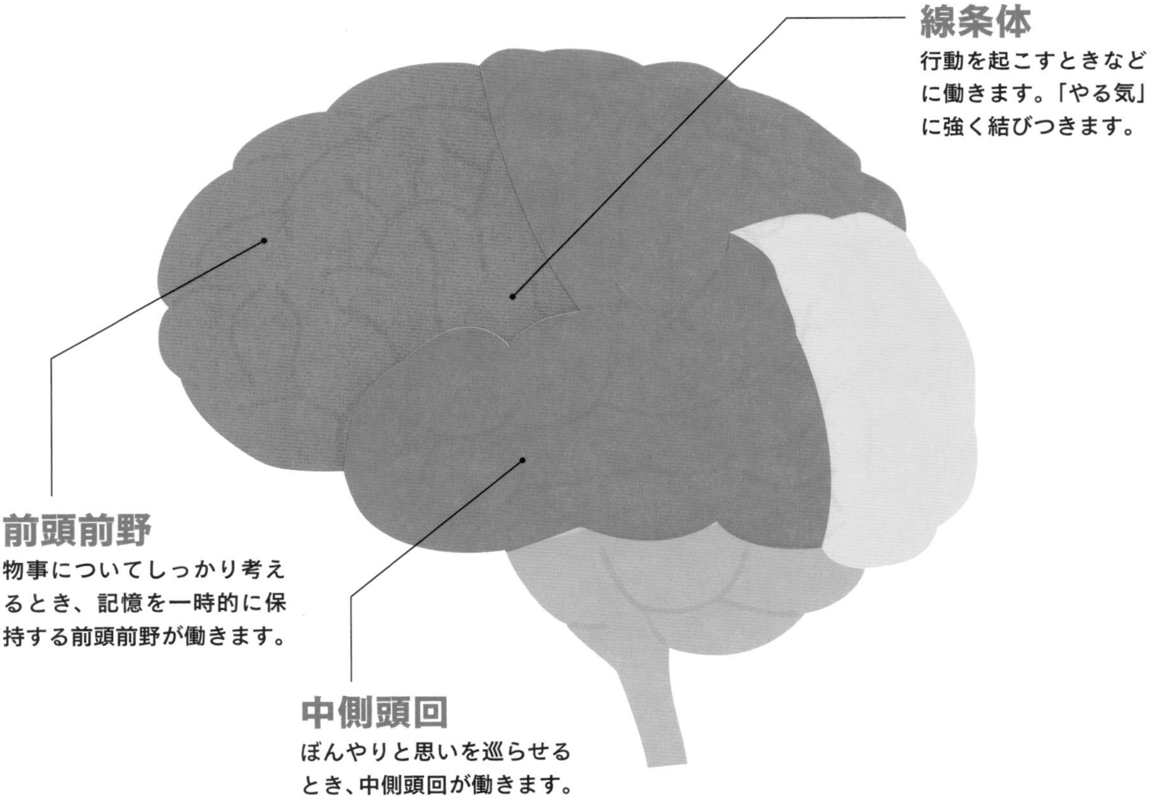

みるみる若返る！

楽しみながら問題に取り組もう

脳の働きを維持するために大切なのは、自分が「楽しい！」と思うことをすることです。前向きな気持ちで取り組むと、やる気にかかわる線条体が活性化しやすくなり、学習効率が上がります。

本書では、脳の活性化をはかるために「色・形」「言葉」「漢字」の３つをテーマに１人でもくもくと解いても、みんなで相談しながら解いても楽しめる問題を制作しました。飽きずにモチベーションを保ちながら、脳を鍛えられる脳トレとクイズになっています。やさしすぎず、難しすぎず絶妙な難易度で問題を構成しているので、脳の活性化を持続し、脳トレ効果を高めることが期待できます。楽しみながら脳を動かし、より豊かな日々を過ごしていきましょう。

デイサービスや介護施設でも使える！

本書は１ページ単位でコピーしても使いやすいように、問題の名称や解き方のルールを全ページに記載しています。解き方が複雑だと、問題を読み解くのに時間がかかります。それがストレスになるのを避けるため、ルールは単純、だけど面白いと思うような問題を収録しました。

難しい問題はみんなで意見を出し合い、協力して解いてもよいでしょう。コミュニケーションが活発になります。特にP68 ～ 73の「思い浮かべ」は、人によって答えが変わる問題です。制限時間を決めて、何個思いついたか数を競っても盛り上がります。

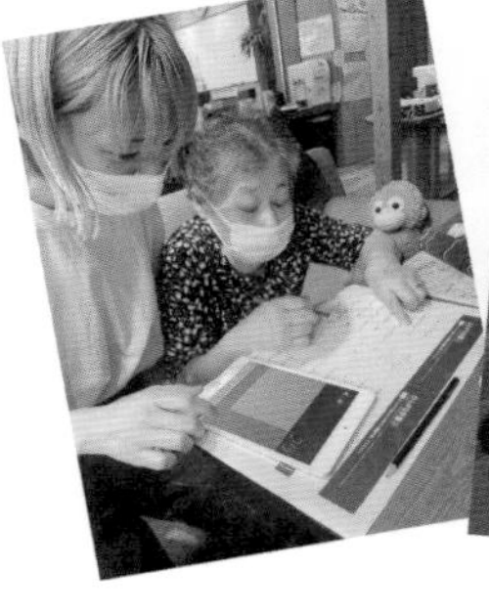
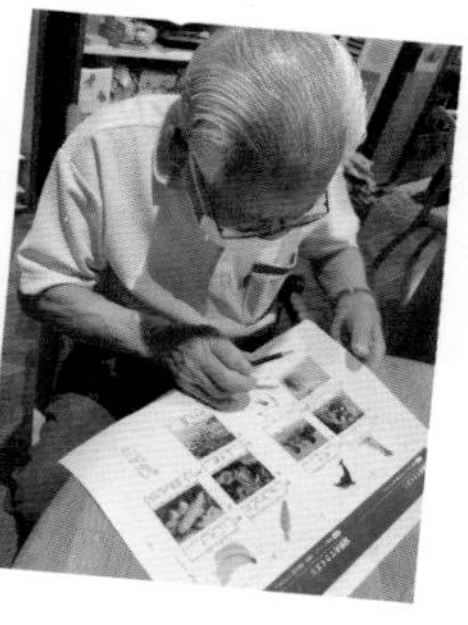
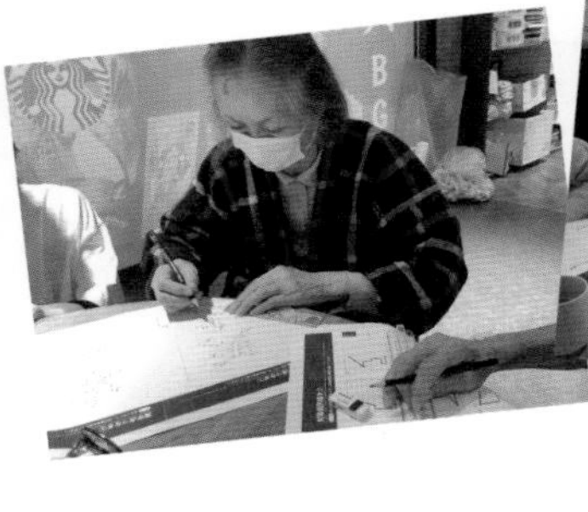
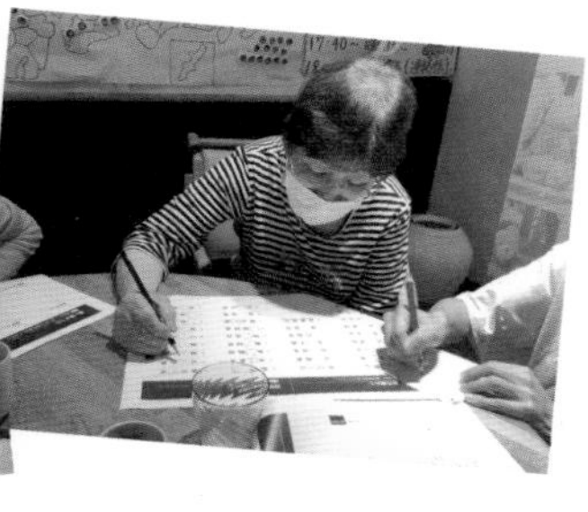

効率的に脳を鍛えるための

脳トレ5か条

1.

「今日はなんだか気が乗らないな」という日もあるでしょう。まずは「ルールを読みあげてみる」でもよいのです。やる気に関係する脳の線条体には、行動を持続させようとする働きがあります。問題に少しでも取りかかりさえすれば、線条体がおのずと活動をはじめて、問題を解くことが快感へと変わります。

とりあえず、1問でもはじめてみよう

2.

目標タイムを設定すると、脳の働きが活発になります。目標タイムに少し余裕を持たせれば、落ち着きながらも本来の実力を発揮することが期待できます。

問題を解く時間を設定しよう

3.

1日のうち、脳が最も働く時間は、朝目覚めた後の3時間程度です。脳トレも午前中に取り組むと効果が得られるでしょう。さらに、問題を解く時間を設定し、集中して取り組むことで、脳の機能は向上します。

午前中に行うと効果アップ

4.

家族や友人などといっしょに問題を解いてもよいでしょう。脳の成長や機能維持にとって、コミュニケーションは重要な役割を果たしています。集団のなかにいれば自ずと脳が刺激されるのです。「脳を鍛える」という共通の目標を持つ仲間と脳トレに挑戦すれば、大きなやりがいにもつながります。

家族や友人たちと楽しく行う

5.

刺激を与え続けるだけでは､脳はストレスにさらされます。疲れたら、脳を休めて機能を回復させましょう。ぼーっとする時間をつくることで、脳のストレス低減につながります。

疲れたら、無理せず休もう

もくじ

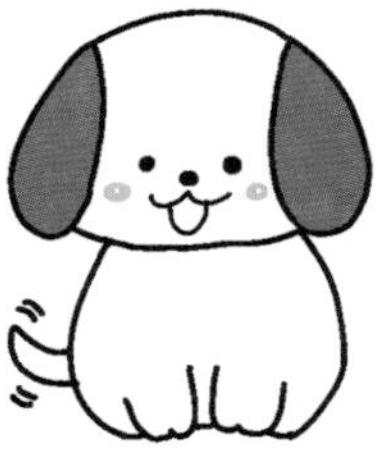

本書の使い方

問題の名称　脳トレの問題名を記載しています。

問題のルール　問題を解くためのルールを記載しています。ルールに従って、問題にチャレンジしていきましょう。

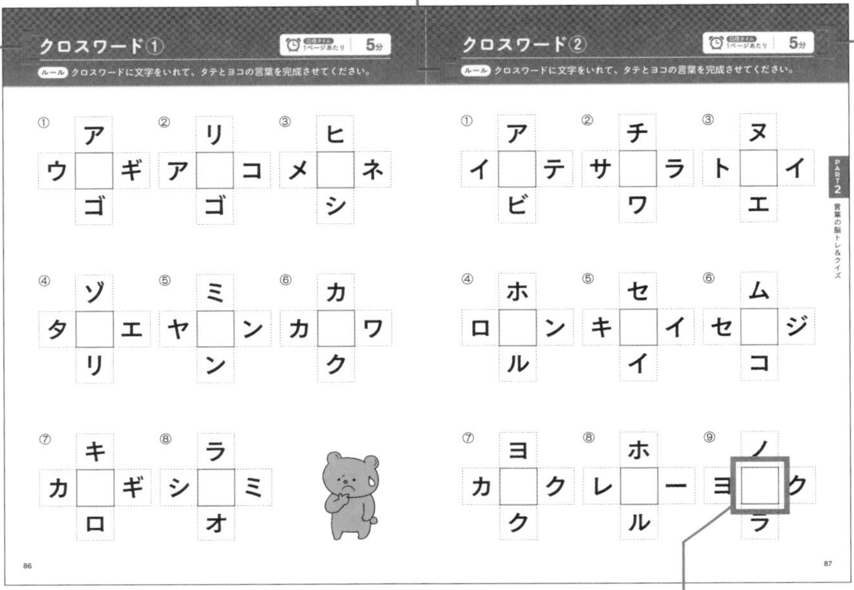

目標タイム　問題ごとに、問題を解くための目安となる目標タイムを設定しています。

解答欄　□の枠が解答欄です。□のなかに答えを書き込んでください。

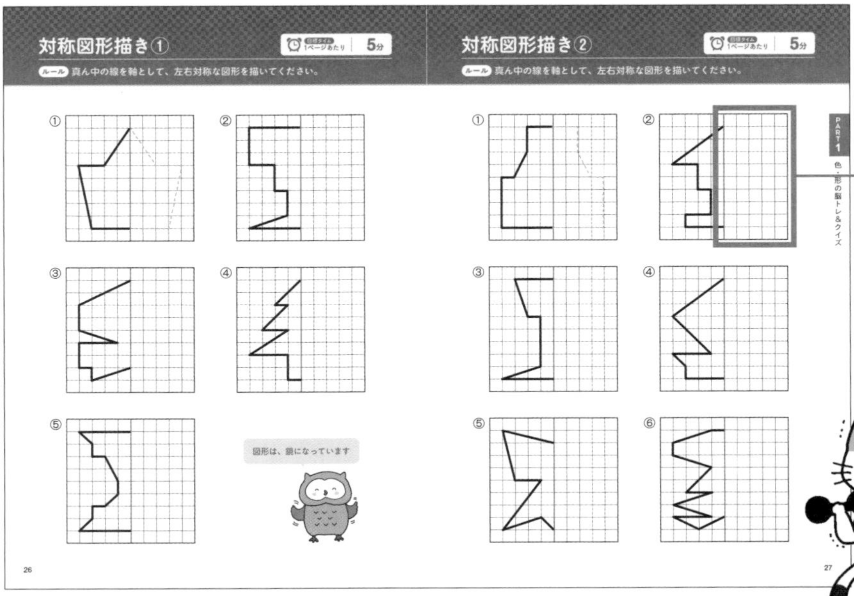

解答欄　図形問題は、ルールに沿って答えを書き込んでください。

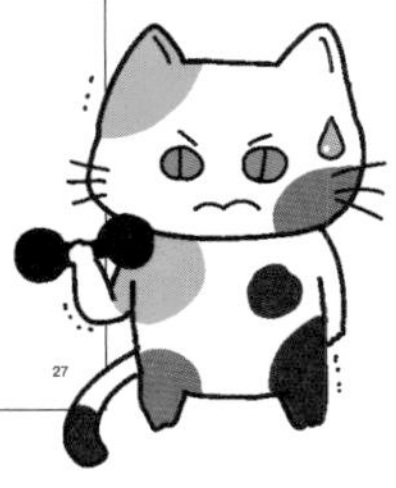

PART

1

色・形の脳トレ&クイズ

シルエットや図形、色を使った脳トレとクイズです。
視覚野がよく刺激され、
空間の認識能力や集中力が高まります。

色読みトレーニング①

目標タイム 1問あたり 30秒

ルール 文字の色を読んでください。

①色を読んでください

⇨ 青 赤 赤 黄 黄 青

⇨ 黄 青 赤 赤 青 黄

②色を読んでください

⇨ 黒 赤 赤 青 黒 青

⇨ 赤 青 黒 青 赤 黒

③色を読んでください

⇨ 黄 緑 緑 赤 黄 赤

⇨ 緑 黄 赤 黄 赤 緑

色読みトレーニング②

目標タイム 1問あたり 30秒

ルール 文字の色を読んでください。

①色を読んでください

⇨ 青 黒 黄 青 黒 黄

⇨ 黒 黄 青 青 黄 黒

②色を読んでください

⇨ 黄 緑 緑 青 青 黄

⇨ 緑 黄 緑 青 黄 青

③色を読んでください

⇨ 緑 赤 赤 黒 緑 黒

⇨ 黒 緑 赤 緑 赤 黒

色読みトレーニング③

目標タイム 1問あたり 30秒

ルール 文字の漢字を読んでください。

①漢字を読んでください

⇨ 赤 緑 青 黄 緑 黒

⇨ 黄 黒 赤 青 黄 黄

②漢字を読んでください

⇨ 白 黒 赤 赤 青 黒

⇨ 赤 青 白 黒 赤 黒

③漢字を読んでください

⇨ 黄 黄 赤 黒 白 赤

⇨ 黒 白 黄 赤 赤 黄

色読みトレーニング④

目標タイム 1問あたり 30秒

ルール 文字の漢字を読んでください。

①漢字を読んでください

⇨ 緑 緑 黒 白 白 黄

⇨ 黄 緑 白 黒 黄 緑

②漢字を読んでください

⇨ 青 黒 黄 黄 白 黒

⇨ 黄 青 白 黄 黒 青

③漢字を読んでください

⇨ 赤 白 青 黄 青 赤

⇨ 青 青 黄 赤 白 黄

絵柄あてクイズ①

目標タイム 1ページあたり 1分

ルール ぼやけている写真にうつっているものが何かを当ててください。

この生き物は何でしょう？

①

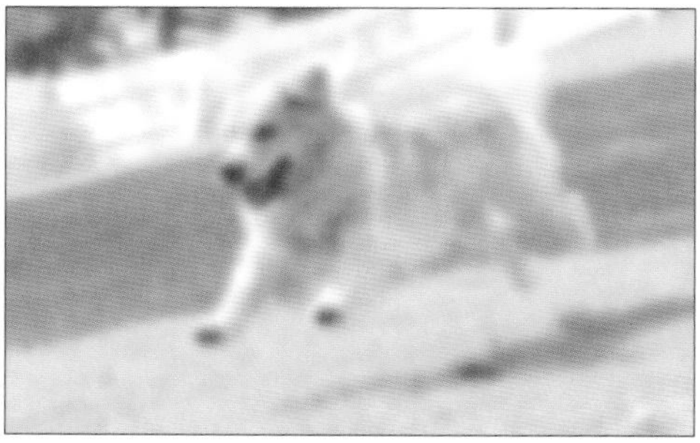

答え

②

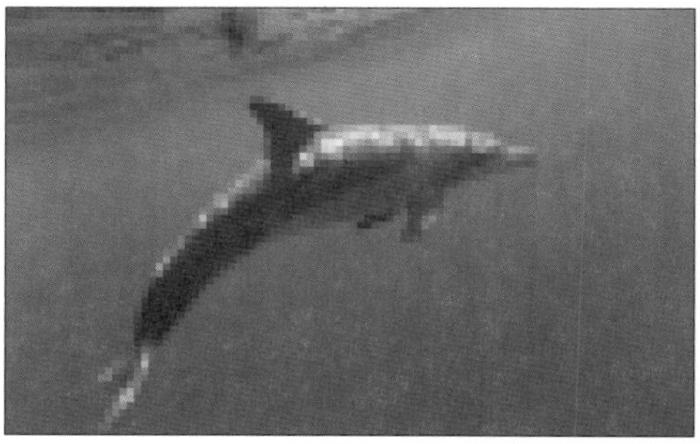

答え

③

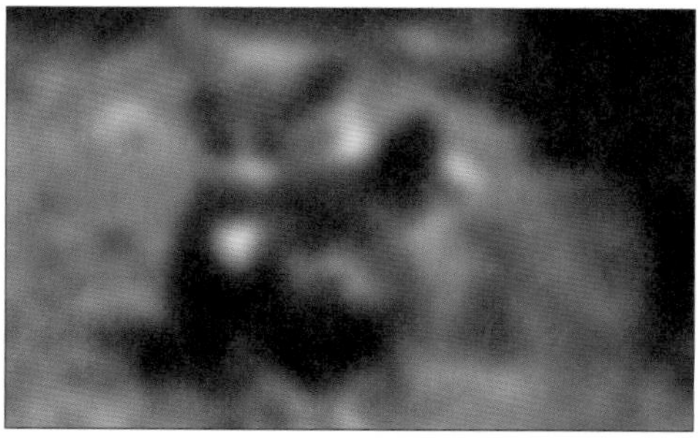

答え

④

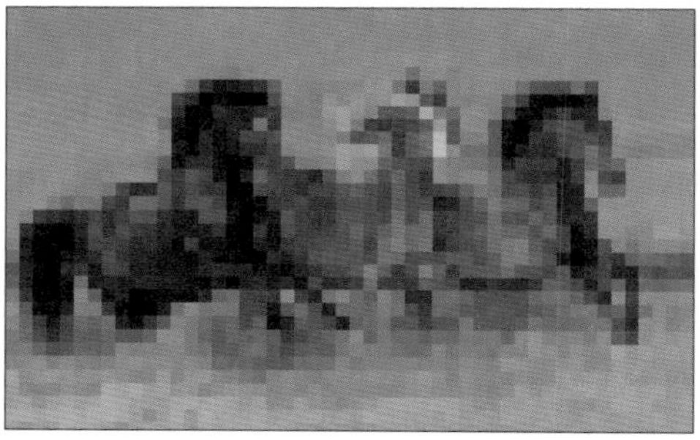

答え

⑤

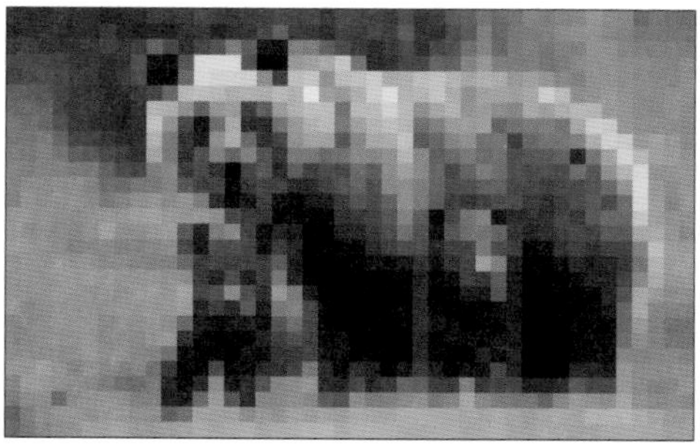

答え

⑥

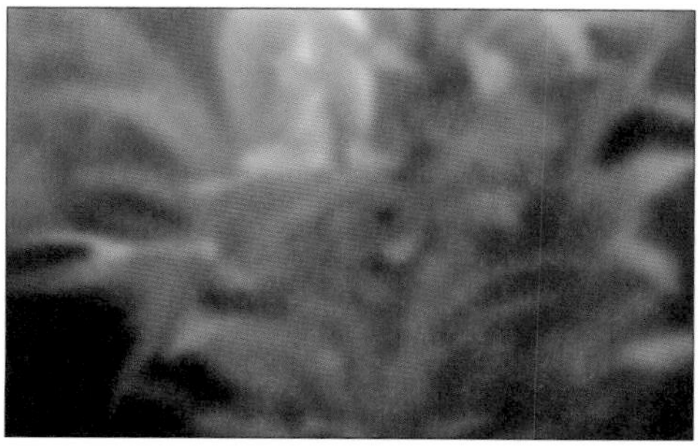

答え

絵柄あてクイズ②

目標タイム 1ページあたり 1分

ルール ぼやけている写真にうつっているものが何かを当ててください。

この料理は何でしょう？

①

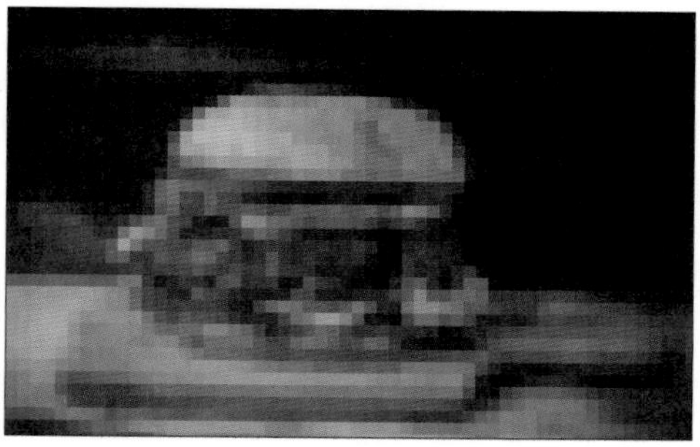

答え

②

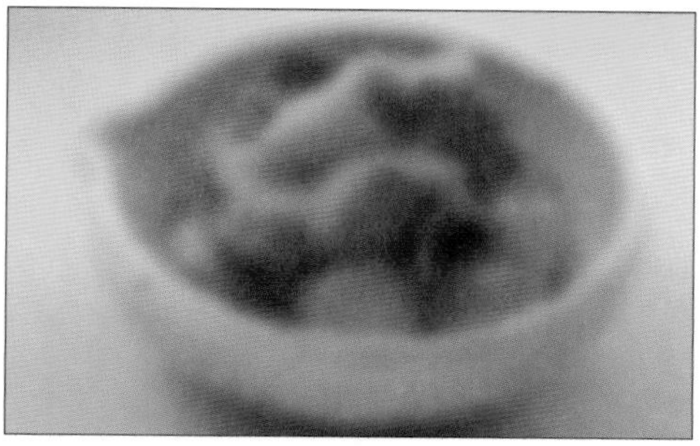

答え

③

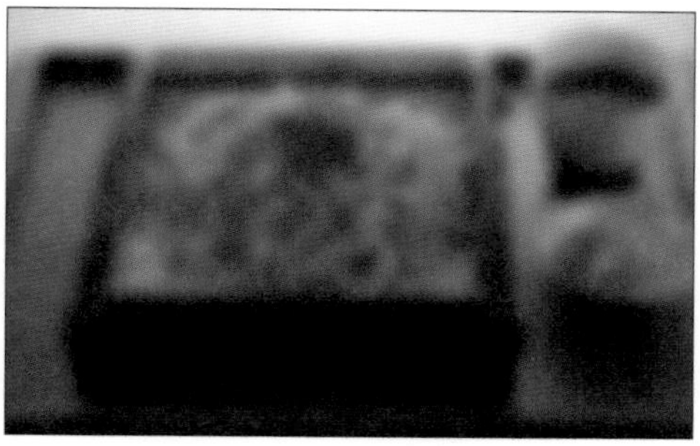

答え

④

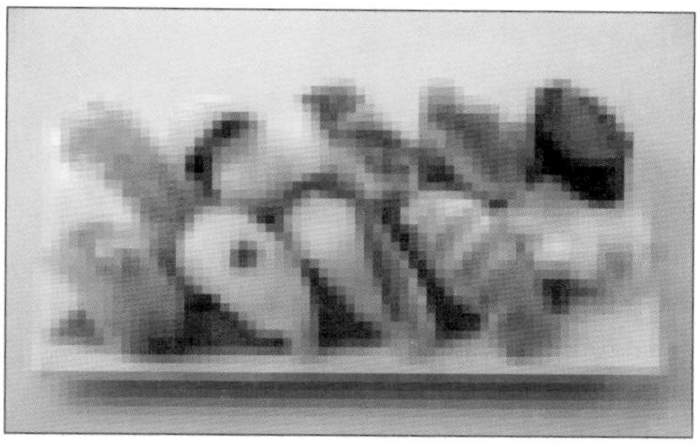

答え

⑤

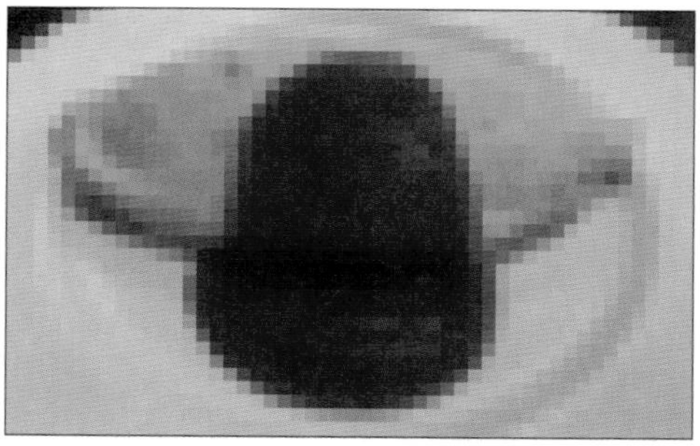

答え

⑥

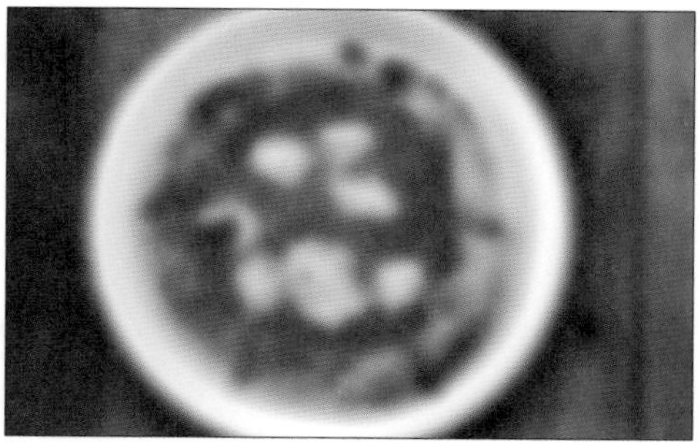

答え

絵柄あてクイズ③

目標タイム 1ページあたり 1分

ルール ぼやけている写真にうつっているものが何かを当ててください。

この建物は何でしょう？

①

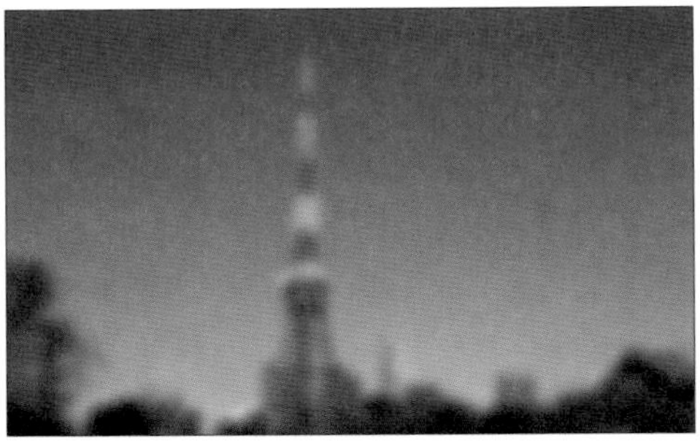

答え

②

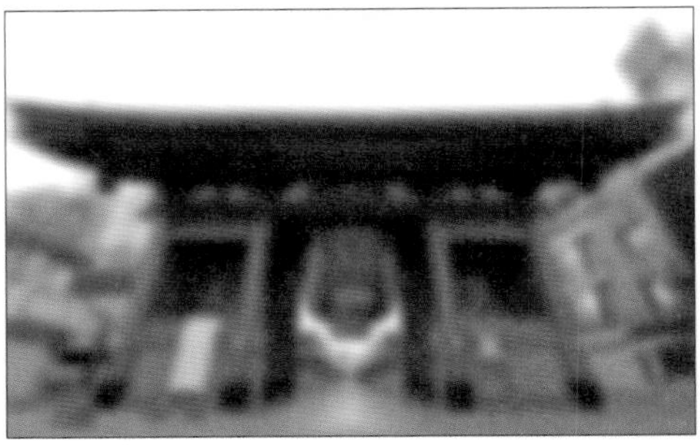

答え

③

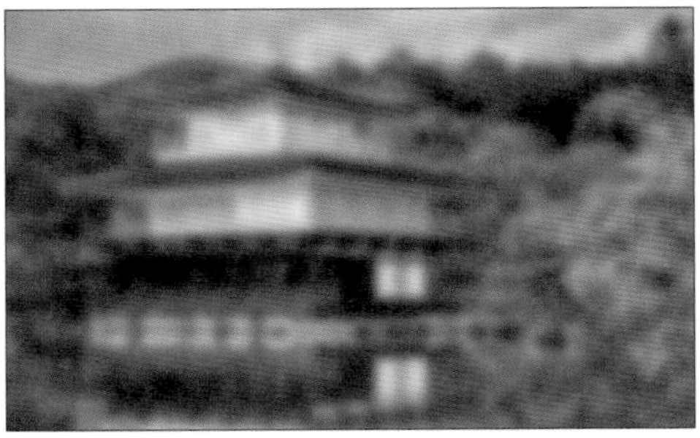

答え

④

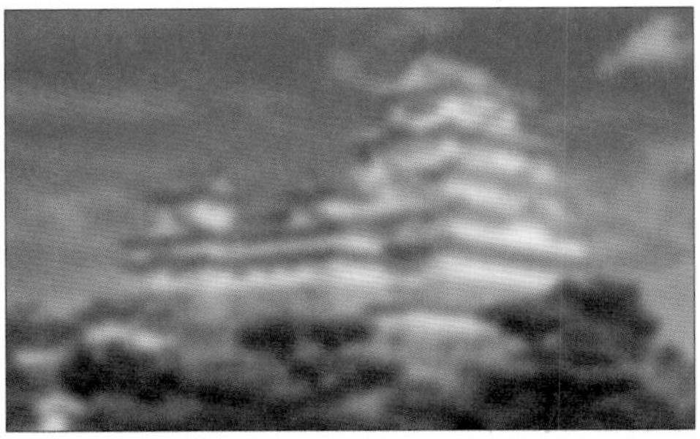

答え

⑤

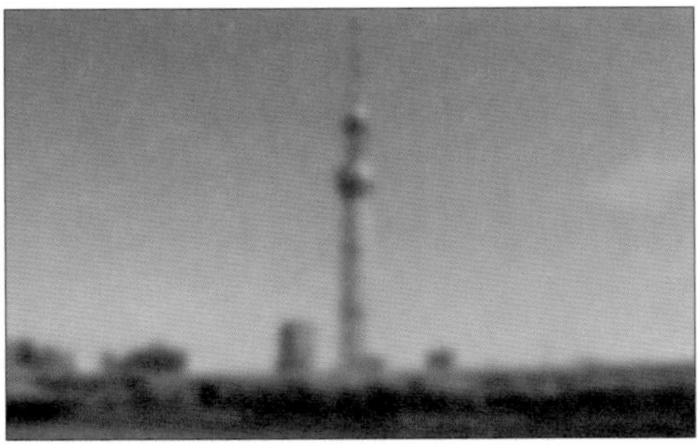

答え

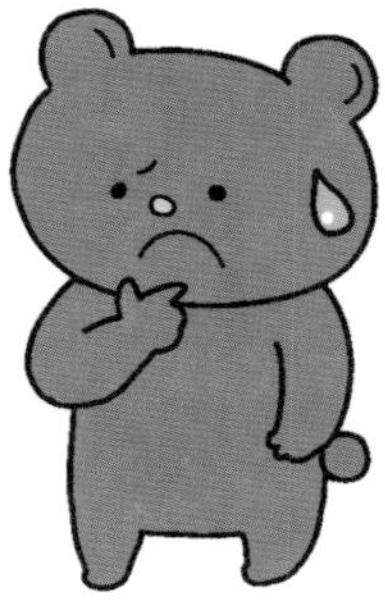

絵柄あてクイズ④

目標タイム 1ページあたり 1分

ルール ぼやけている写真にうつっているものが何かを当ててください。

このスポーツは何でしょう？

①

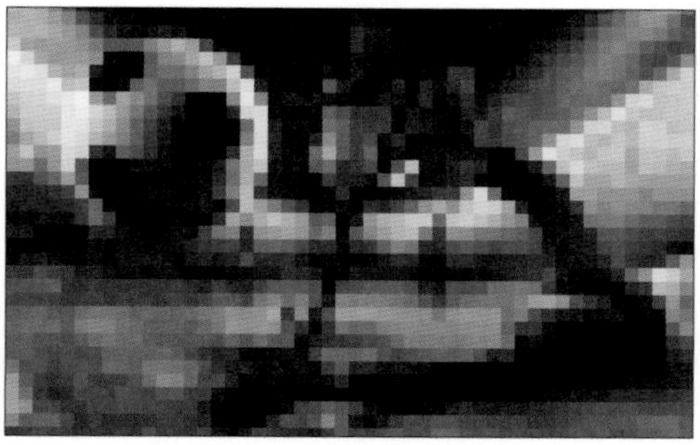

答え

②

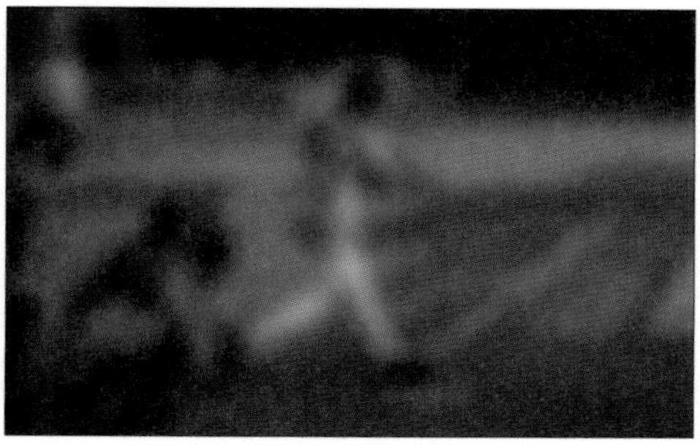

答え

③

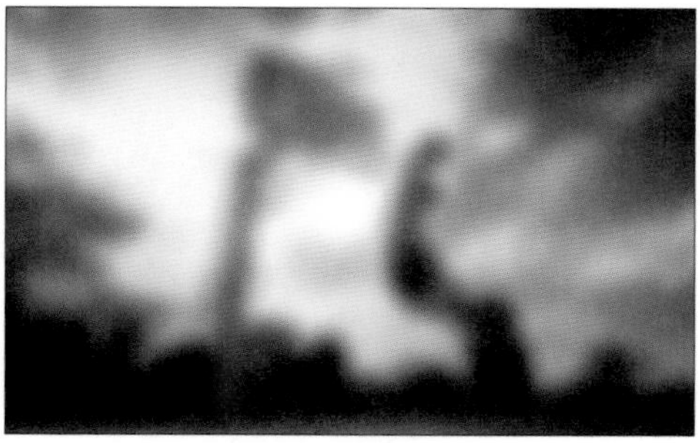

答え

④

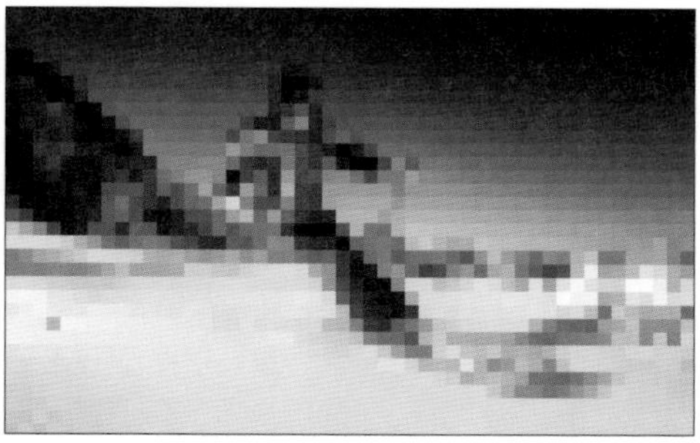

答え

⑤

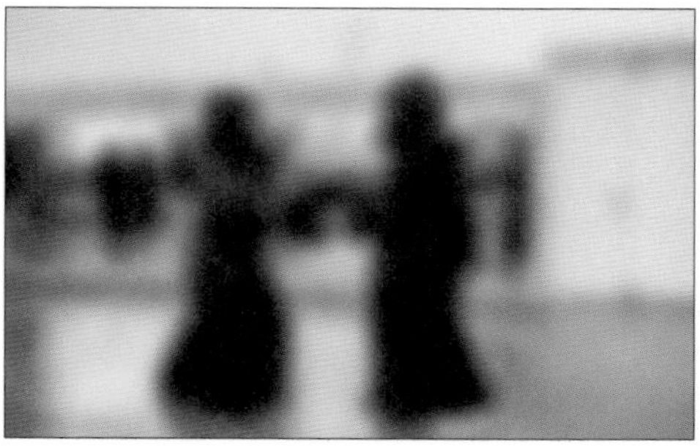

答え

⑥

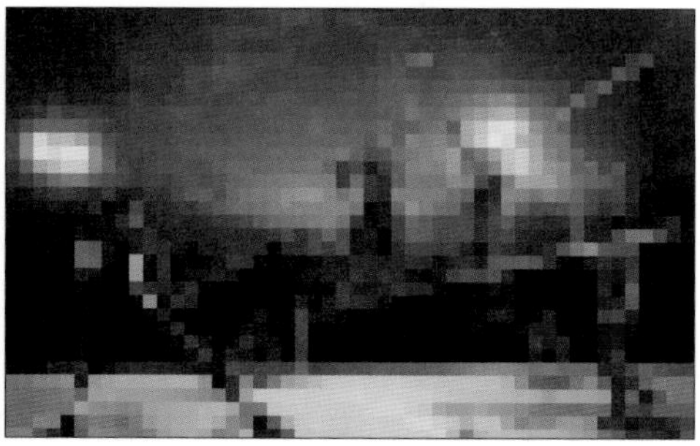

答え

都道府県クイズ①

目標タイム 1ページあたり **3分**

ルール 都道府県の形を見て、どこの都道府県か当ててください。

①

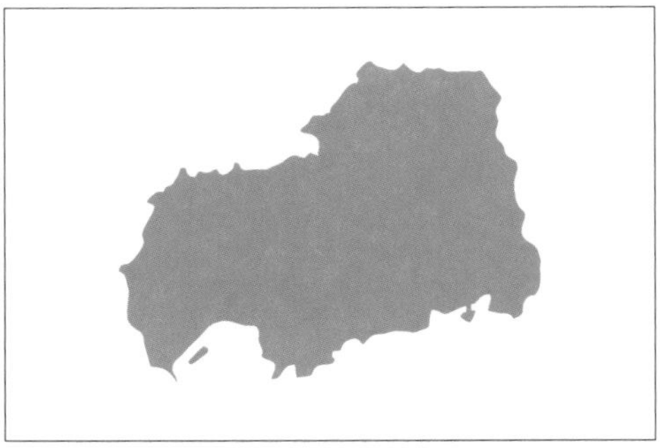

答え

②

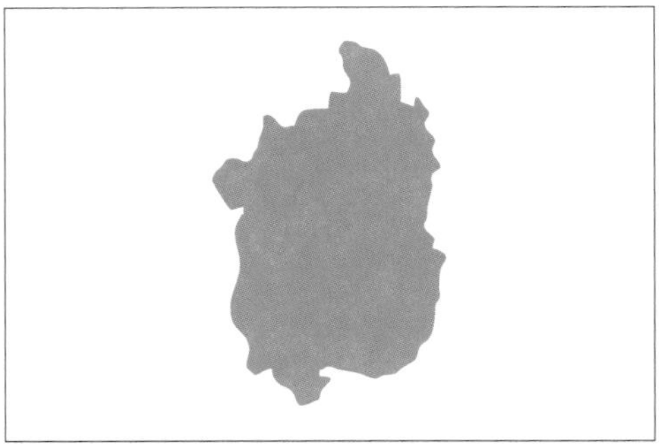

答え

③

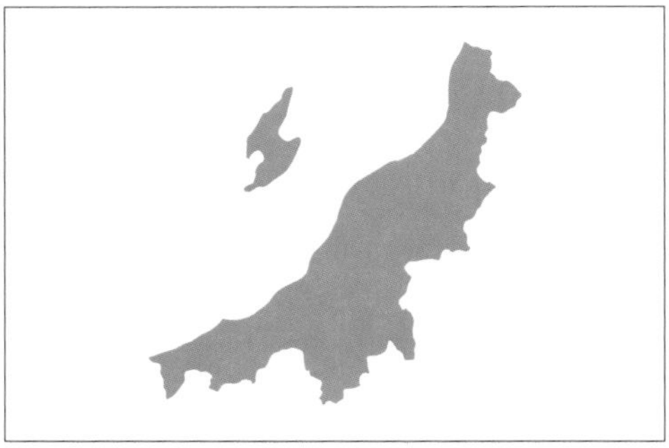

答え

④

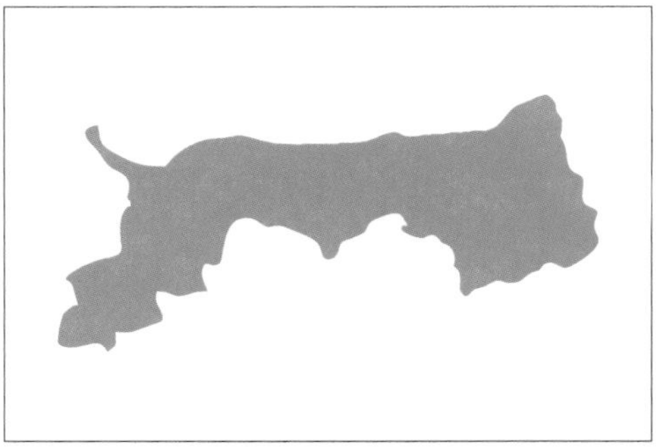

答え

ヒント

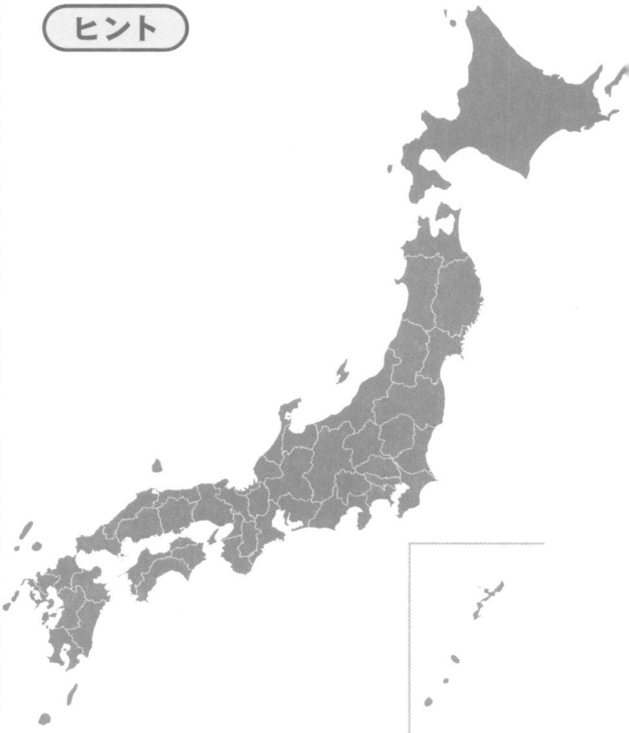

都道府県クイズ②

目標タイム 1ページあたり 3分

ルール 都道府県の形を見て、どこの都道府県か当ててください。

①

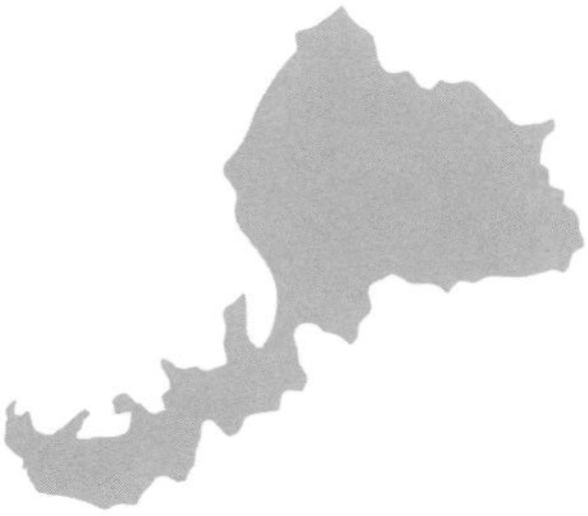

答え

②

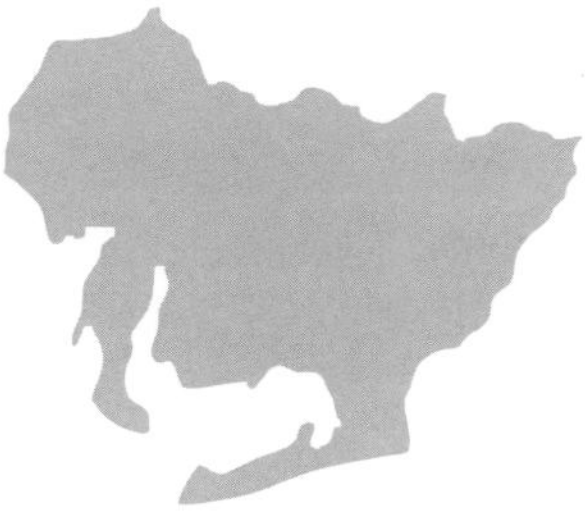

答え

③

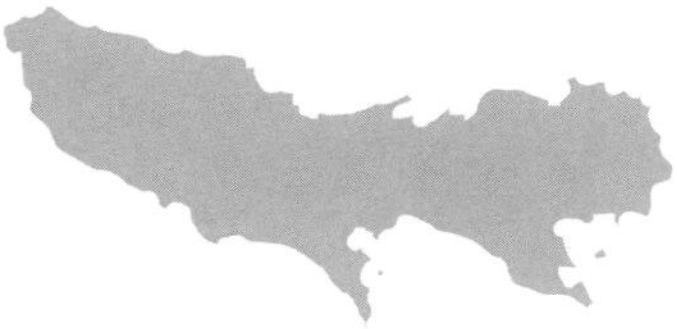

答え

④

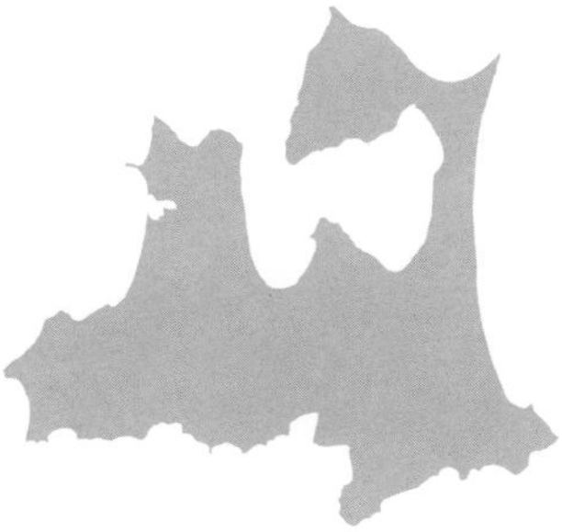

答え

⑤

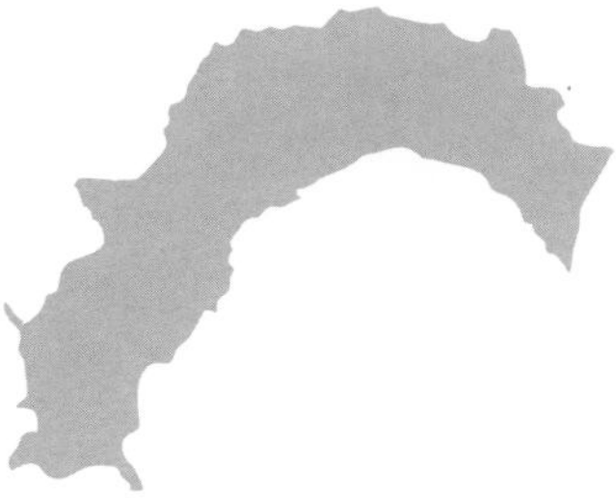

答え

⑥

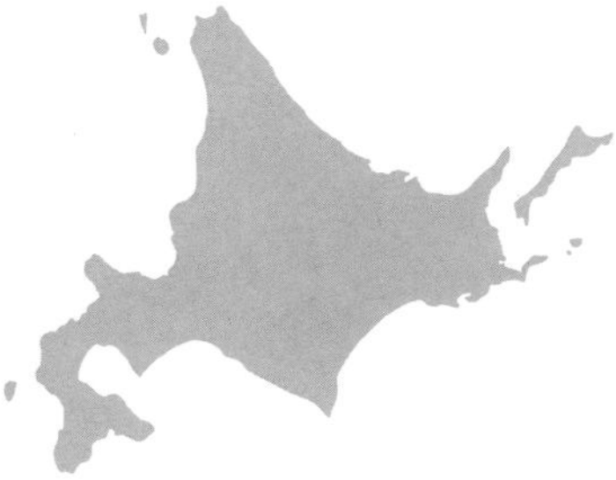

答え

シルエットクイズ①

目標タイム 1ページあたり 3分

ルール シルエットのものが何か当ててください。

この職業は何でしょう？

①

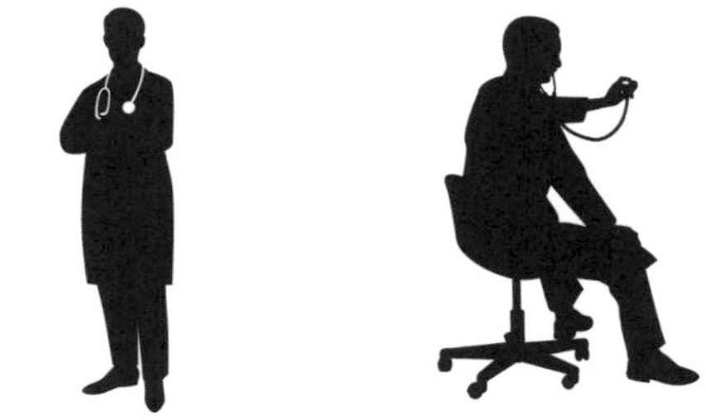

答え

②

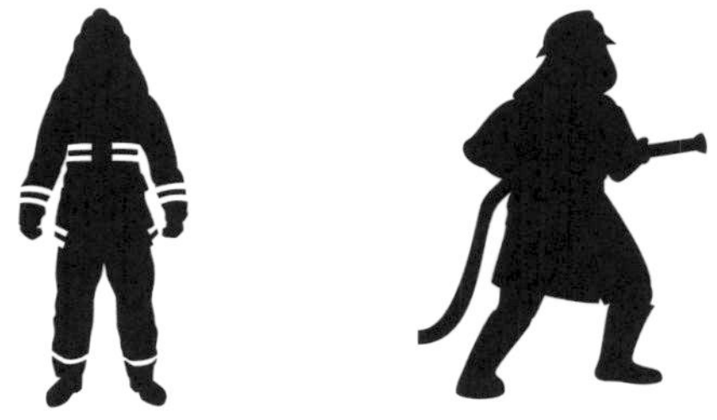

答え

③

答え

④

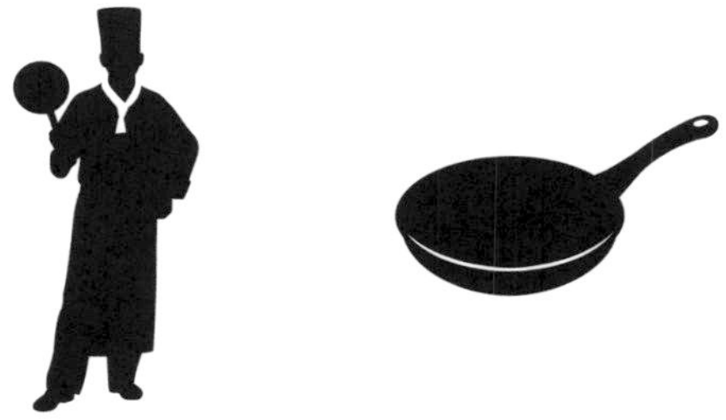

答え

⑤

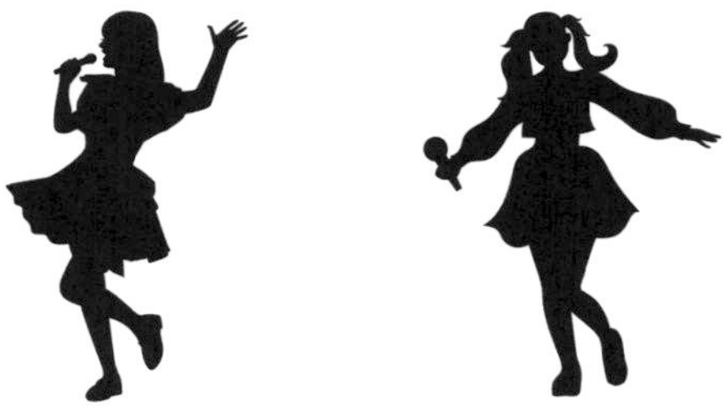

答え

⑥

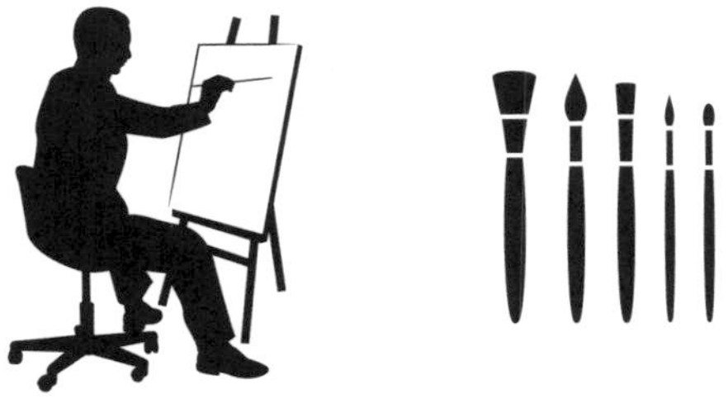

答え

シルエットクイズ②

目標タイム 1ページあたり 3分

ルール シルエットのものが何か当ててください。

この童話は何でしょう？

①

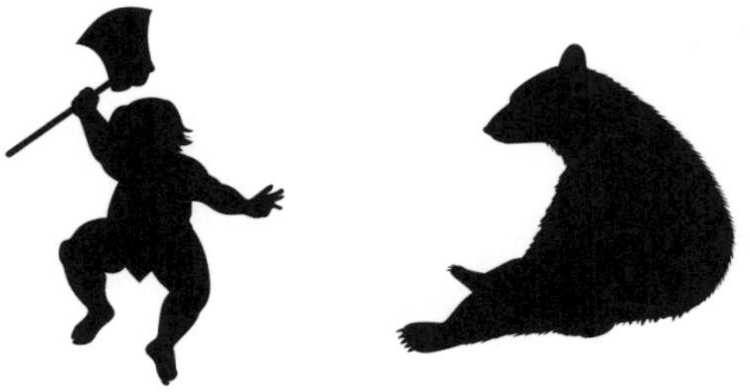

答え

②

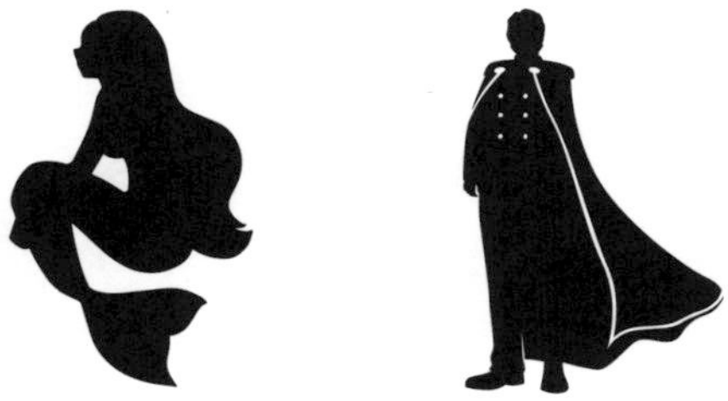

答え

③

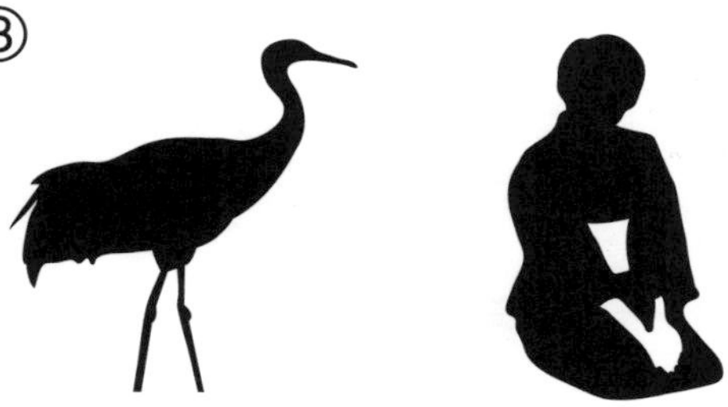

答え

④

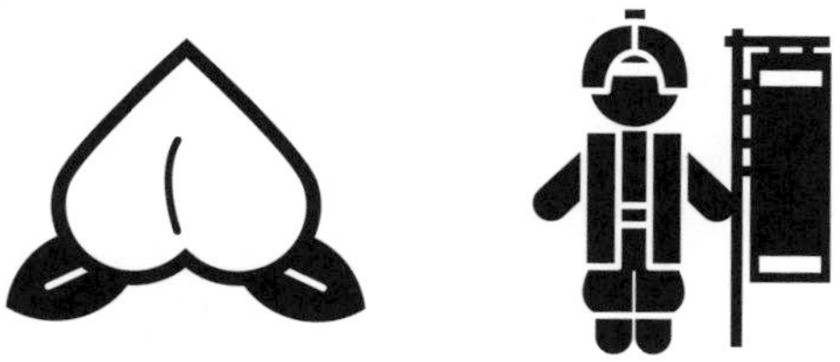

答え

⑤

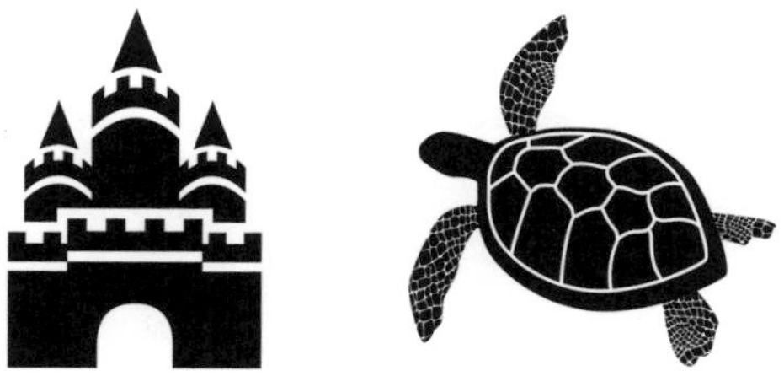

答え

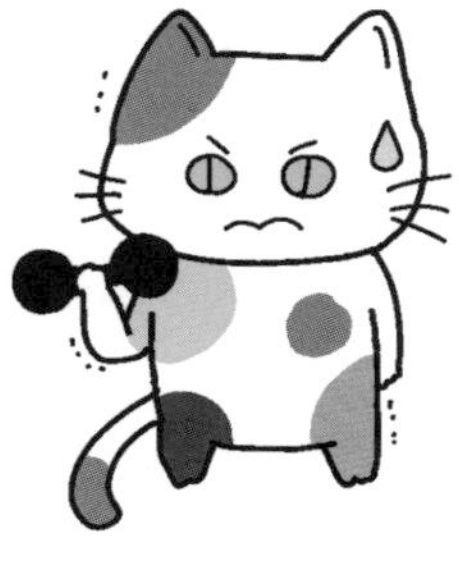

シルエットクイズ③

目標タイム 1ページあたり 3分

ルール シルエットのものが何か当ててください。

このスポーツは何でしょう？

①

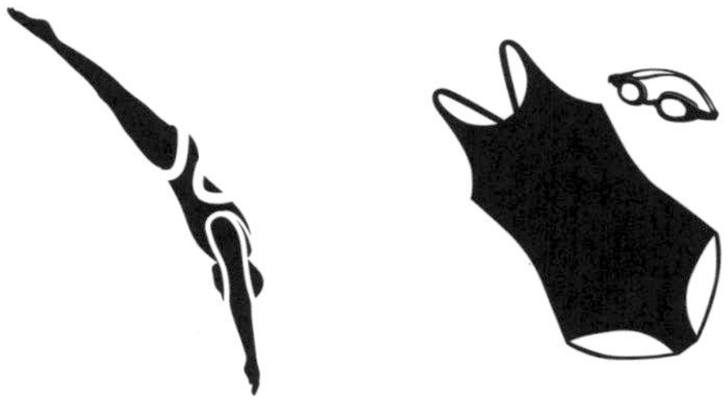

答え

②

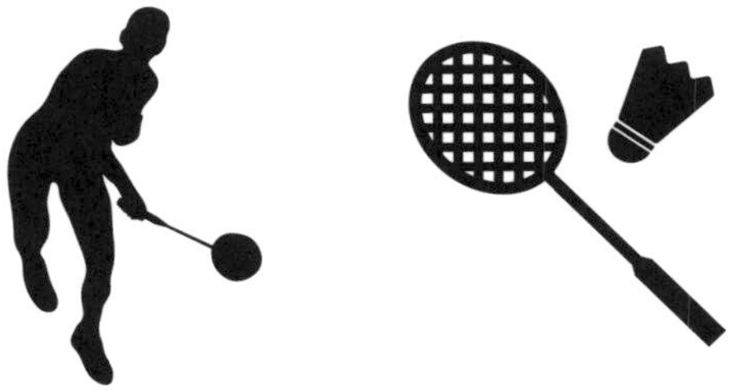

答え

③

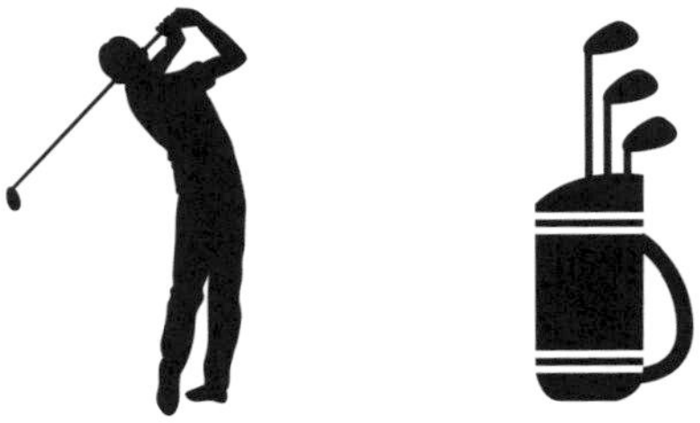

答え

④

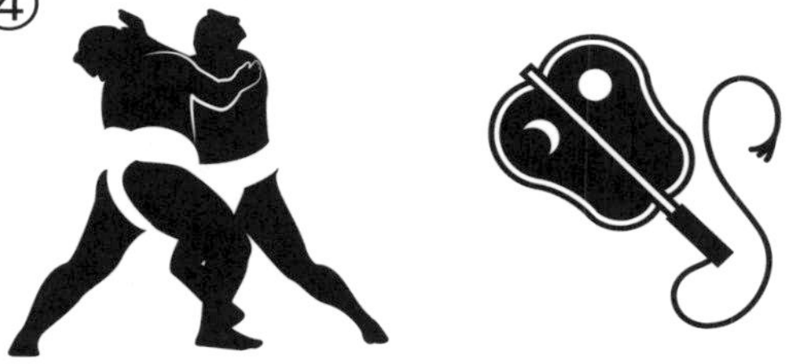

答え

⑤

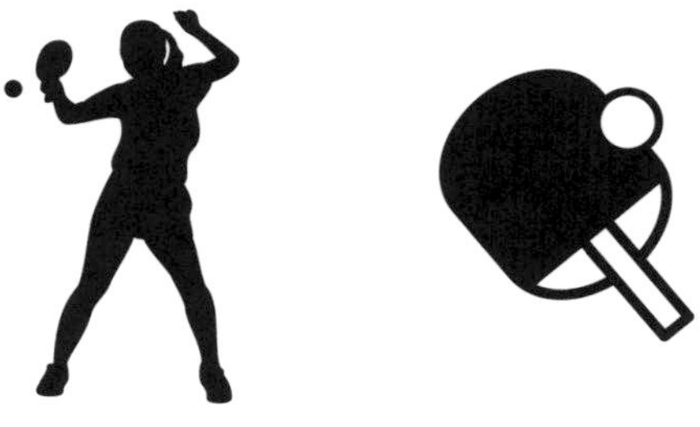

答え

⑥

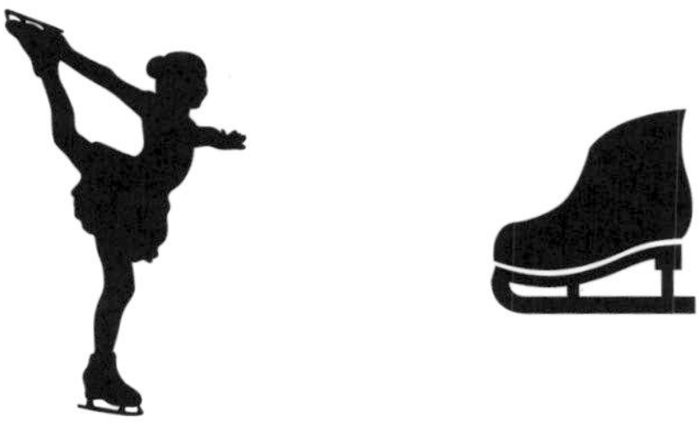

答え

シルエットクイズ④

目標タイム 1ページあたり 3分

ルール シルエットのものが何か当ててください。

このイベントは何でしょう？

①

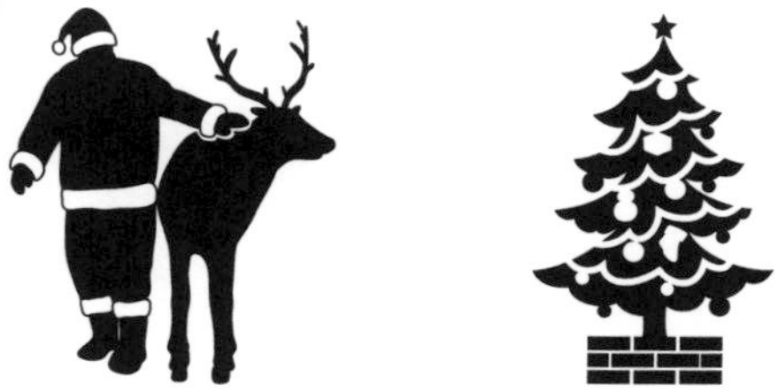

答え

②

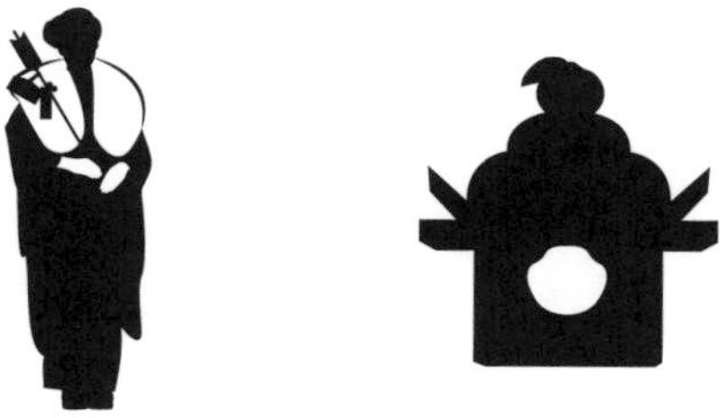

答え

③

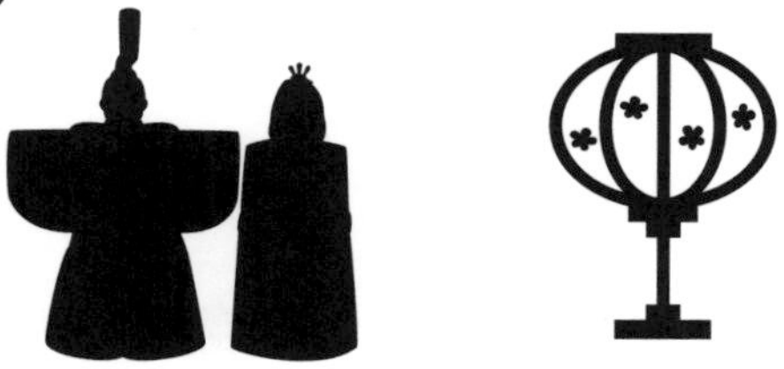

答え

④

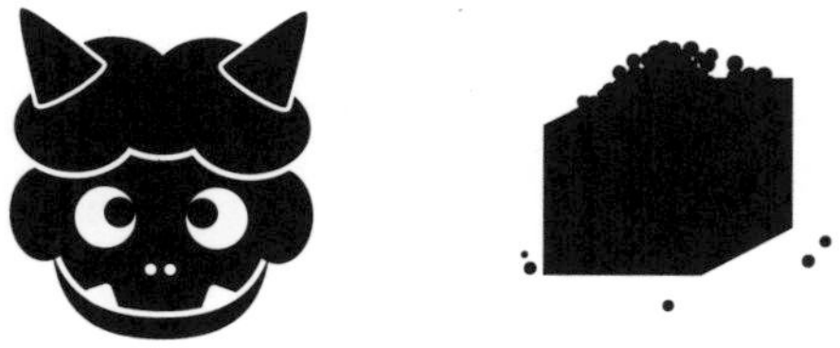

答え

⑤

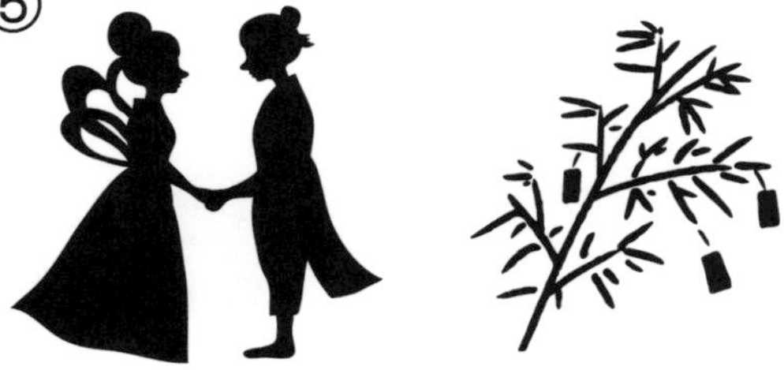

答え

⑥

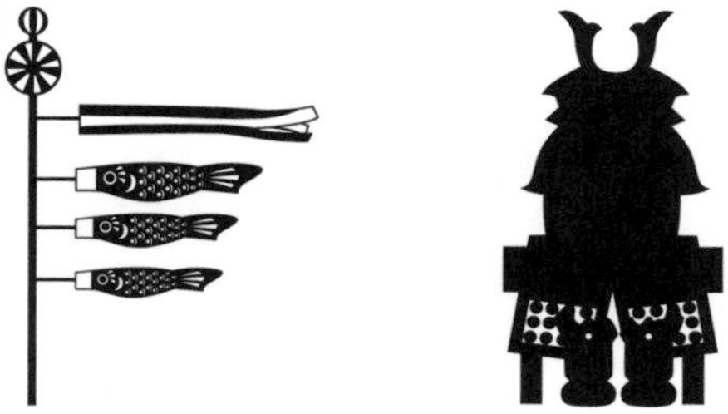

答え

図形間違い探し①

目標タイム
1ページあたり　5分

ルール　ひとつだけ異なる図形を探してください。

①

あ
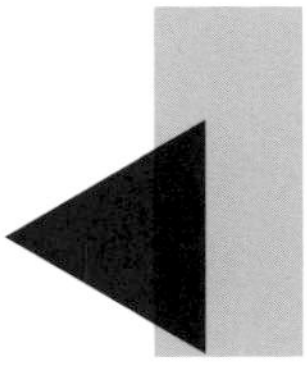
い
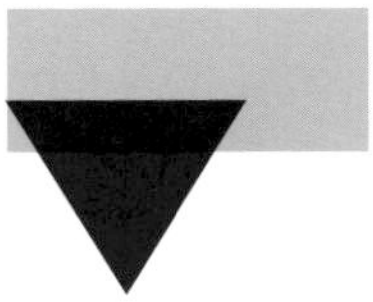
う
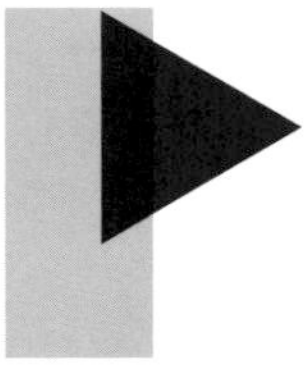
え
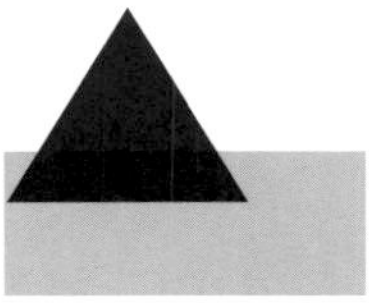

答え

②

あ
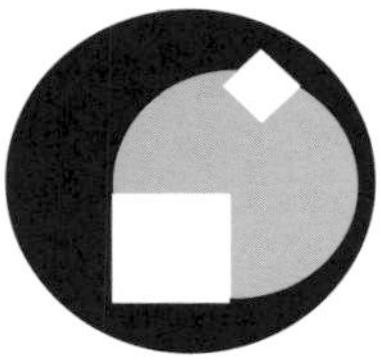
い
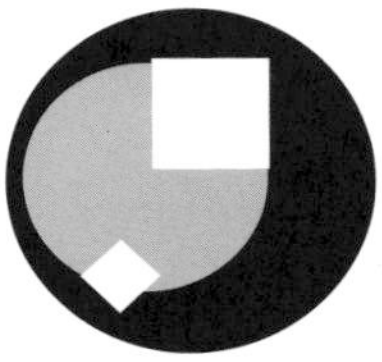
う
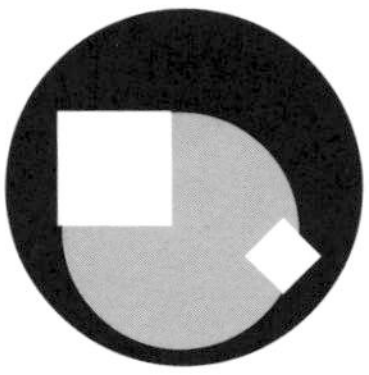
え
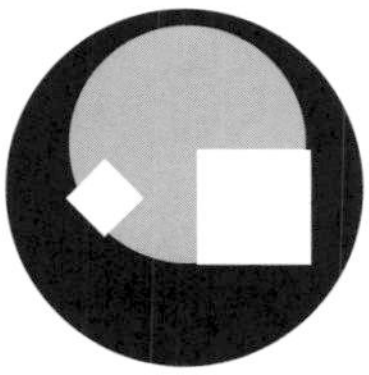

答え

③

あ
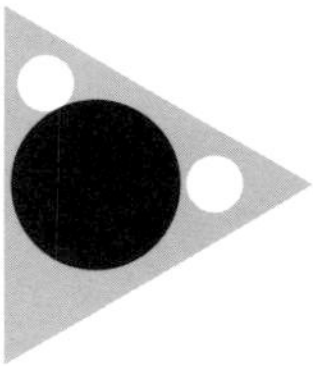
い
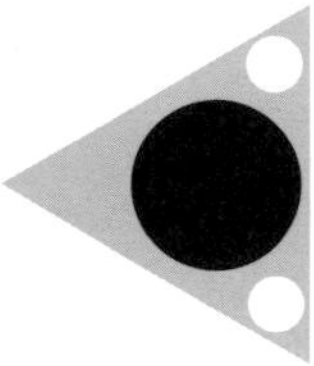
う
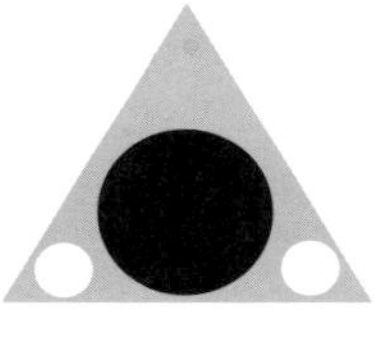
え
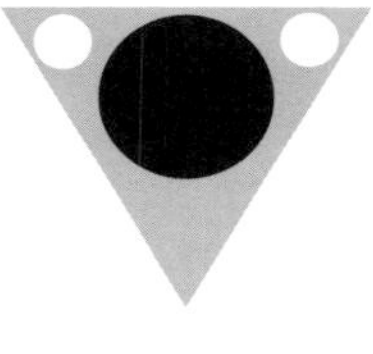

答え

④

あ
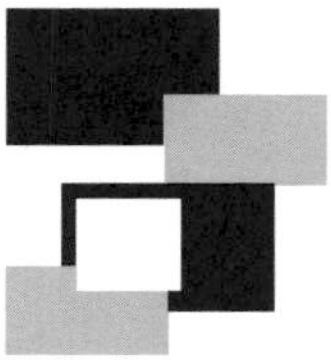
い
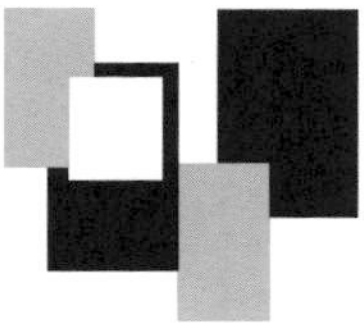
う
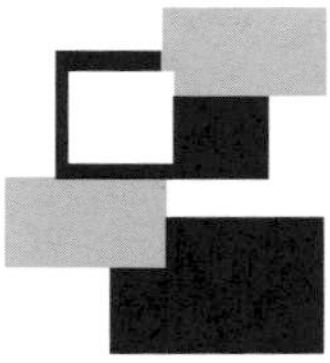
え
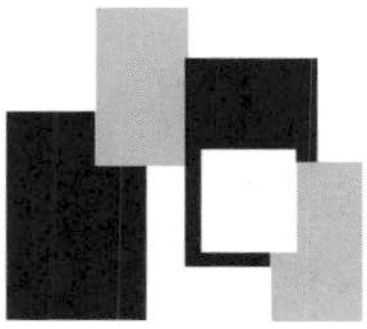

答え

図形間違い探し②

目標タイム 1ページあたり 5分

ルール ひとつだけ異なる図形を探してください。

① あ 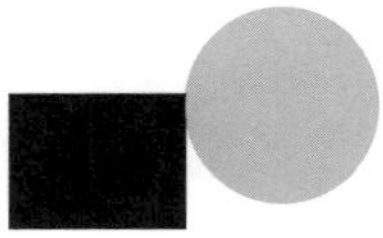 い  う  え 

答え

② あ 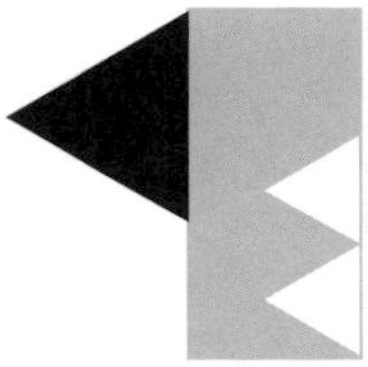 い 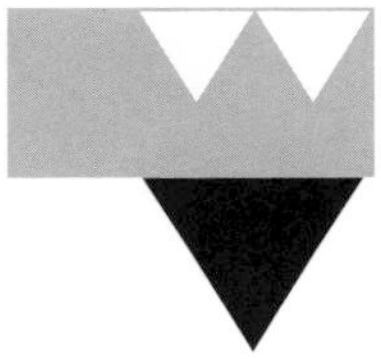 う 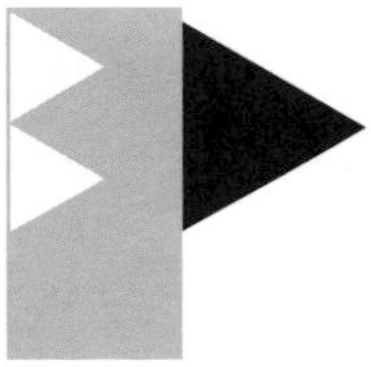 え 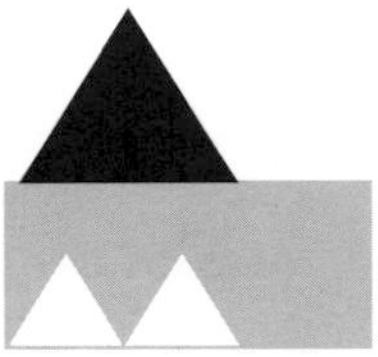

答え

③ あ 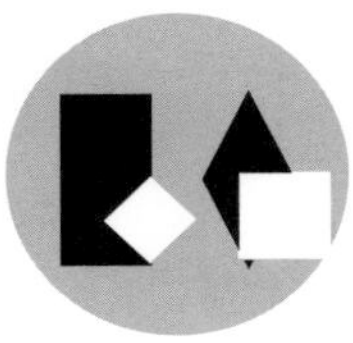 い 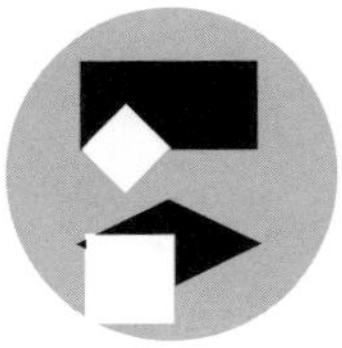 う 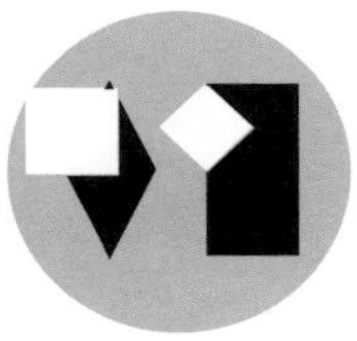 え 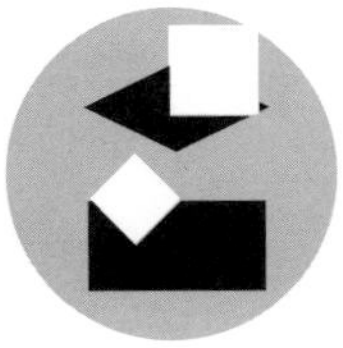

答え

④ あ 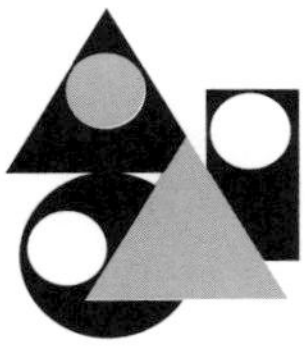 い 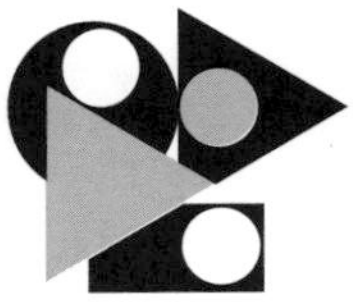 う 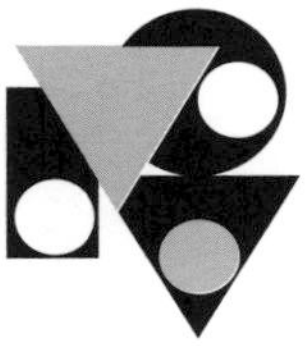 え 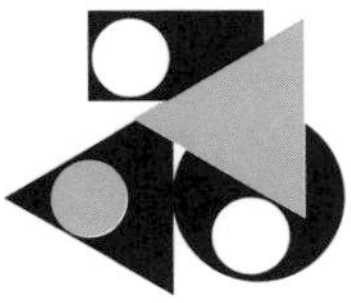

答え

図形間違い探し③

目標タイム 1ページあたり 5分

ルール ひとつだけ異なる図形を探してください。

① あ い う え

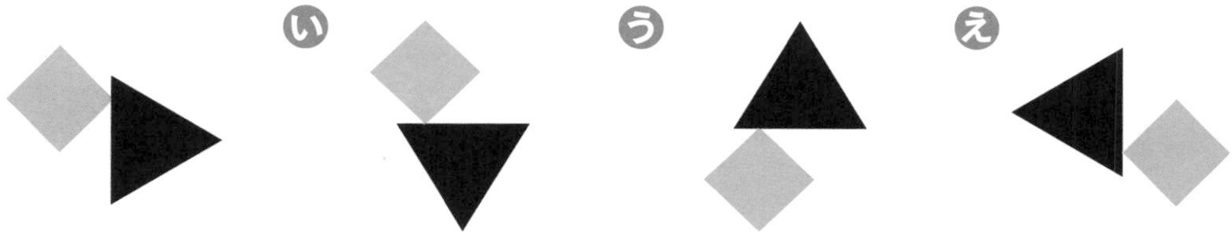

答え

② あ い う え

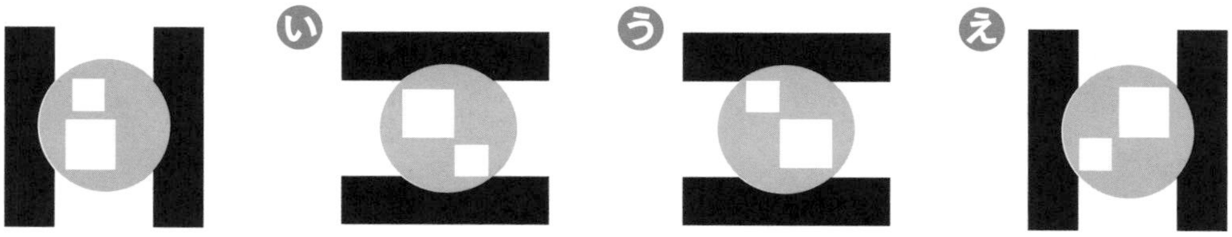

答え

③ あ い う え

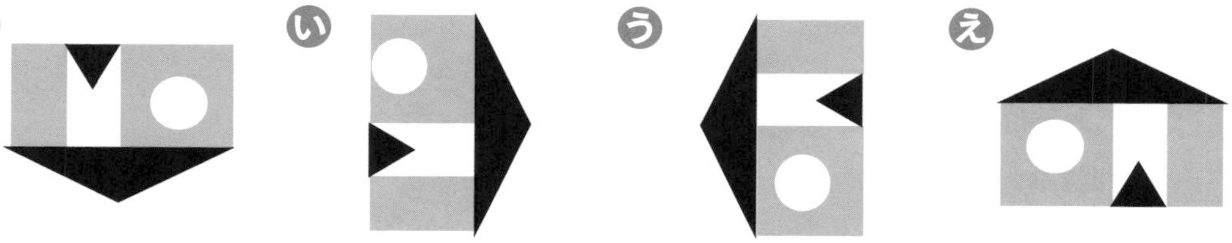

答え

④ あ い う え

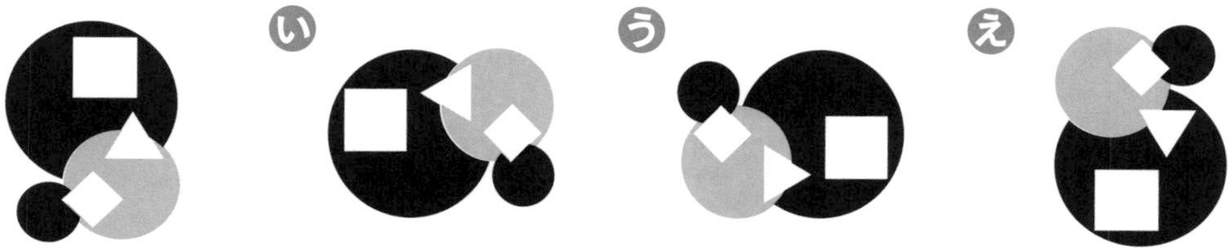

答え

図形間違い探し④

目標タイム 1ページあたり 5分

ルール ひとつだけ異なる図形を探してください。

① あ い う え

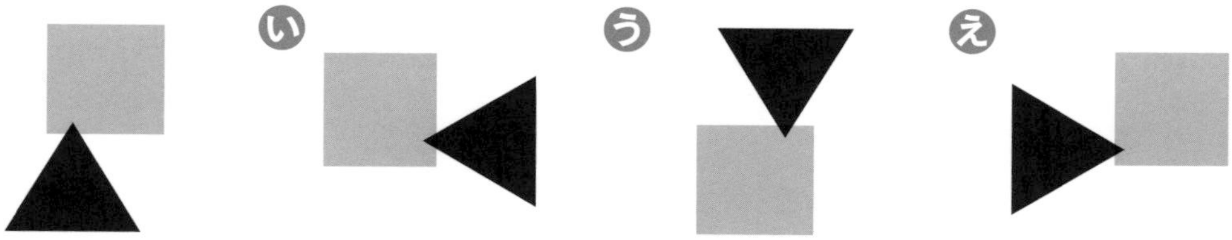

答え

② あ い う え

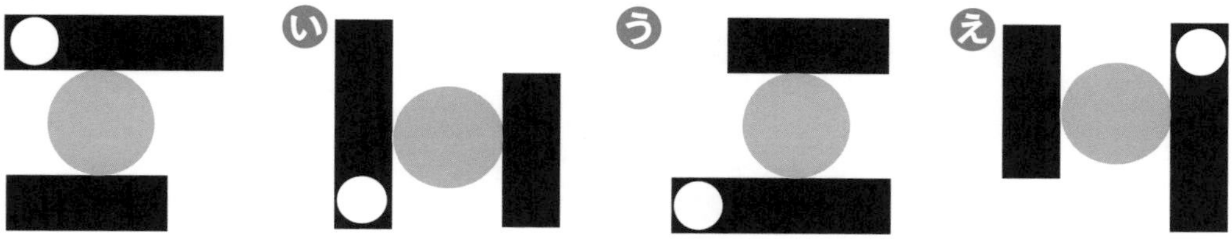

答え

③ あ い う え

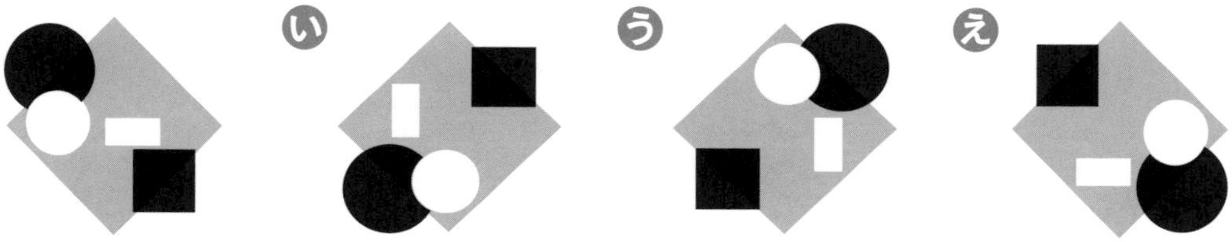

答え

④ あ い う え

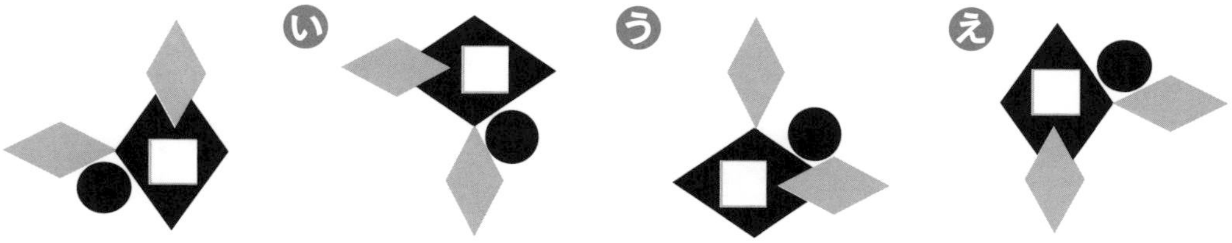

答え

対称図形描き①

目標タイム 1ページあたり 5分

ルール 真ん中の線を軸として、左右対称な図形を描いてください。

①

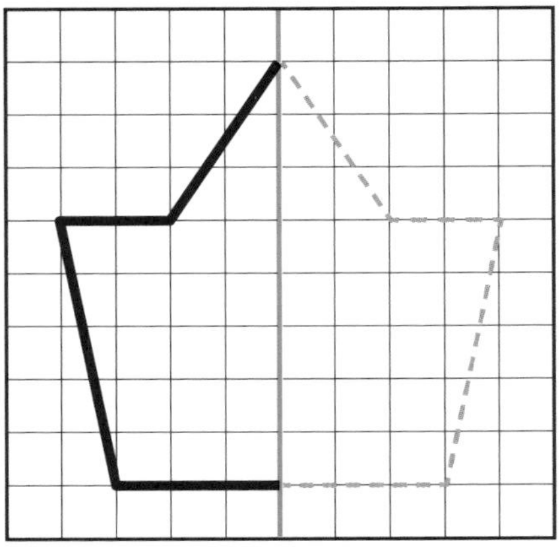

②

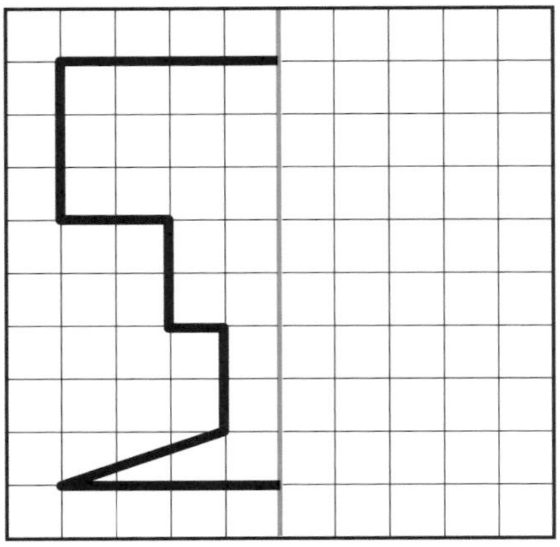

③

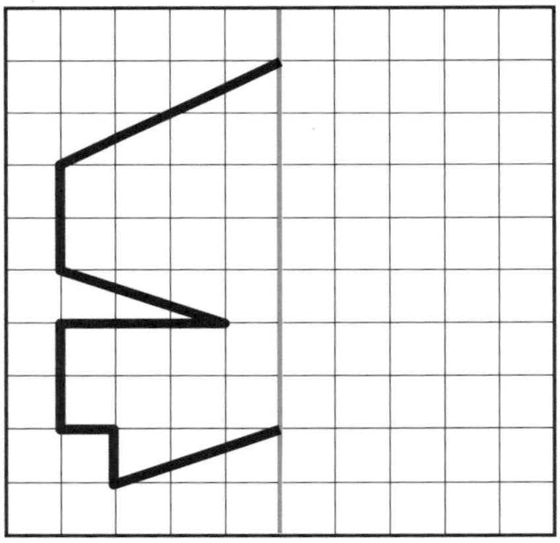

④

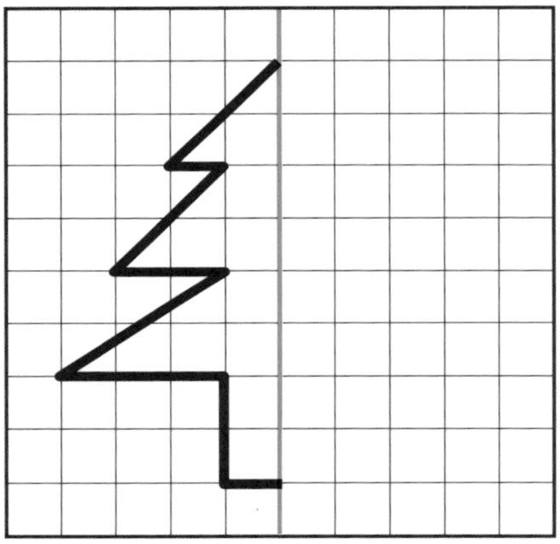

⑤

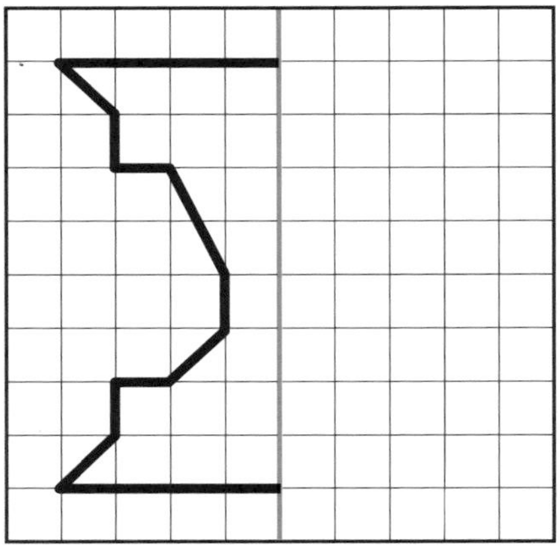

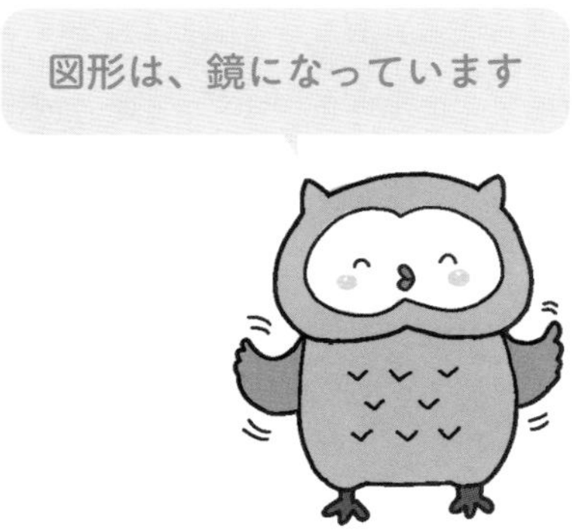

対称図形描き②

目標タイム 1ページあたり 5分

ルール 真ん中の線を軸として、左右対称な図形を描いてください。

①

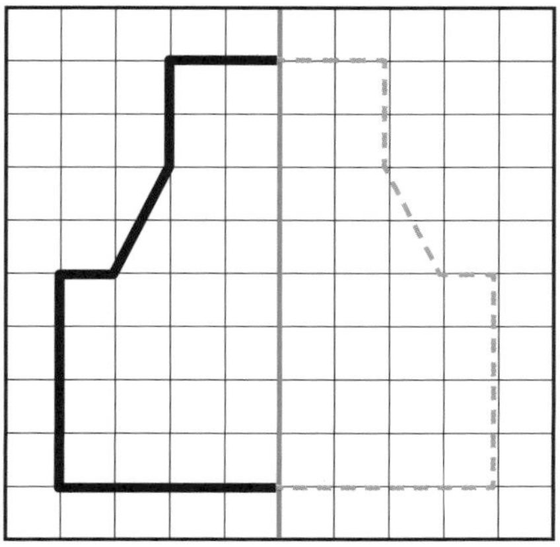

②

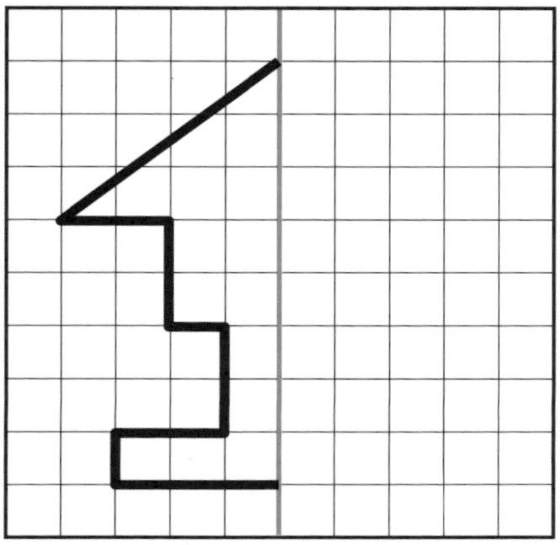

③

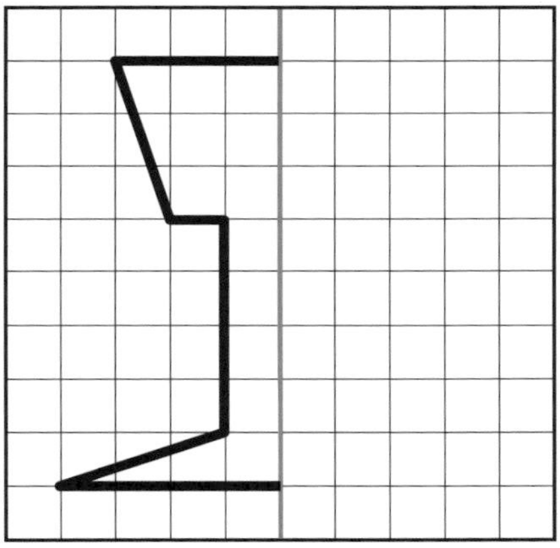

④

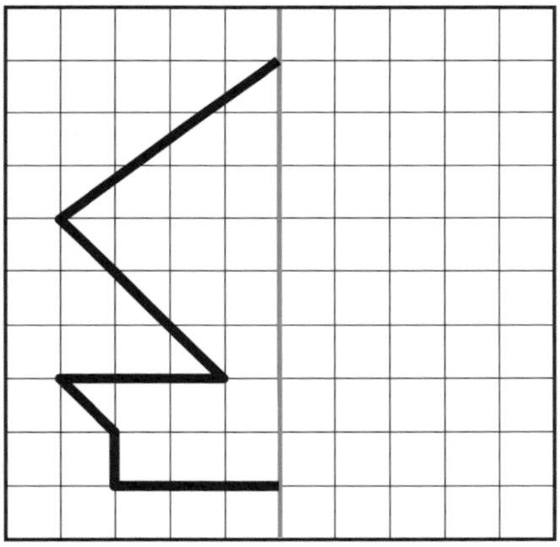

⑤

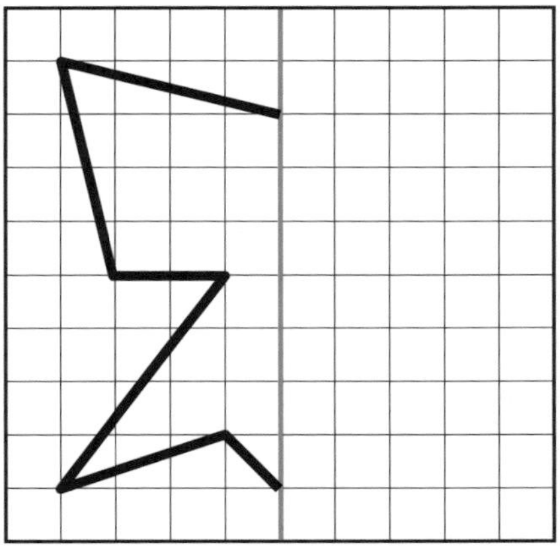

⑥

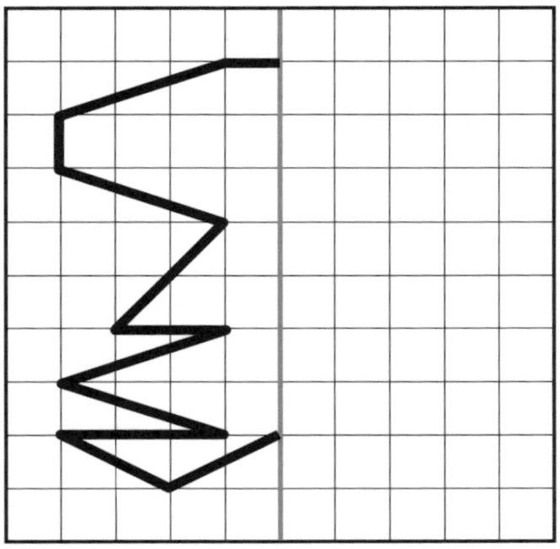

対称図形描き③

目標タイム 1ページあたり 5分

ルール 真ん中の線を軸として、左右対称な図形を描いてください。

①

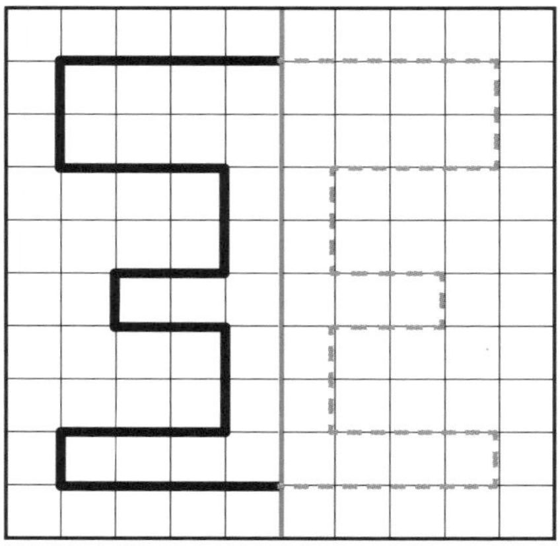

②

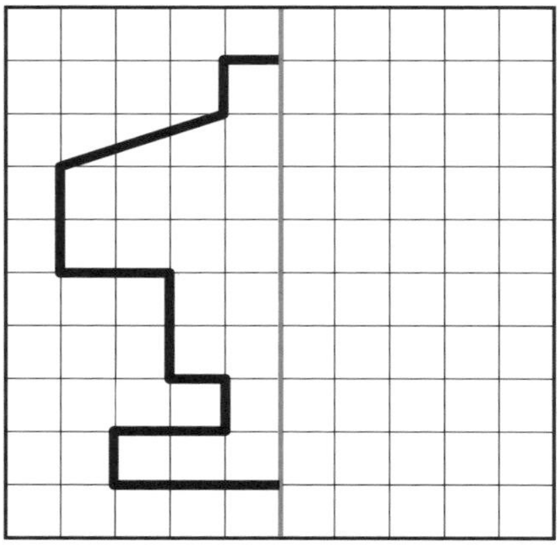

③

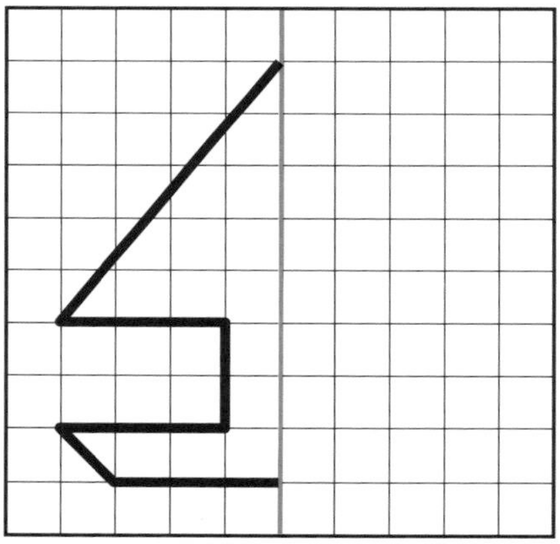

④

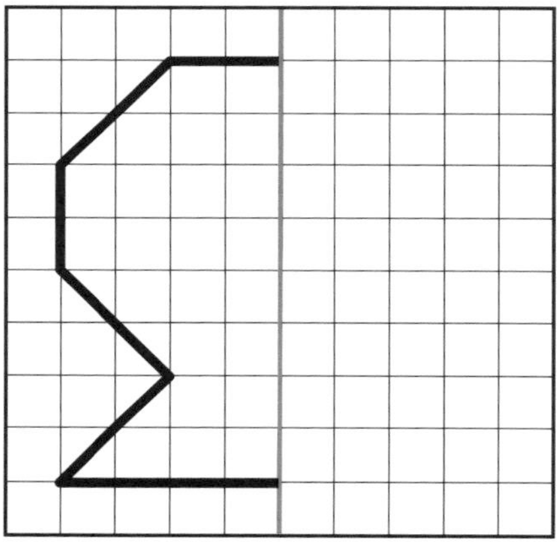

⑤

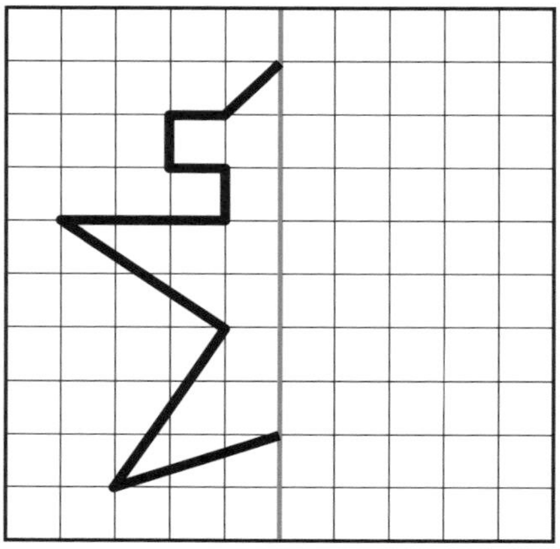

⑥

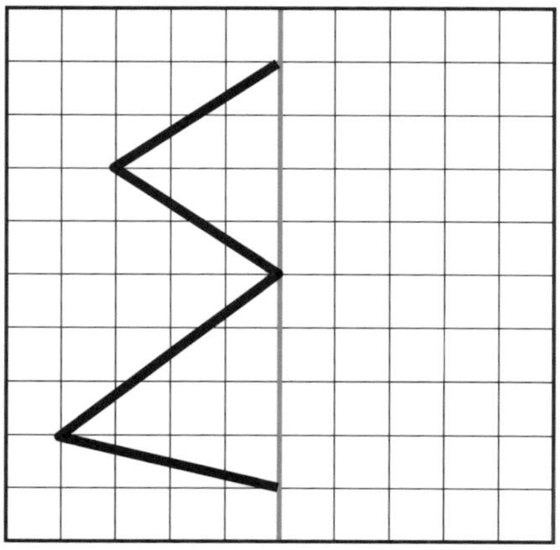

対称図形描き④

目標タイム 1ページあたり 5分

ルール 真ん中の線を軸として、左右対称な図形を描いてください。

①

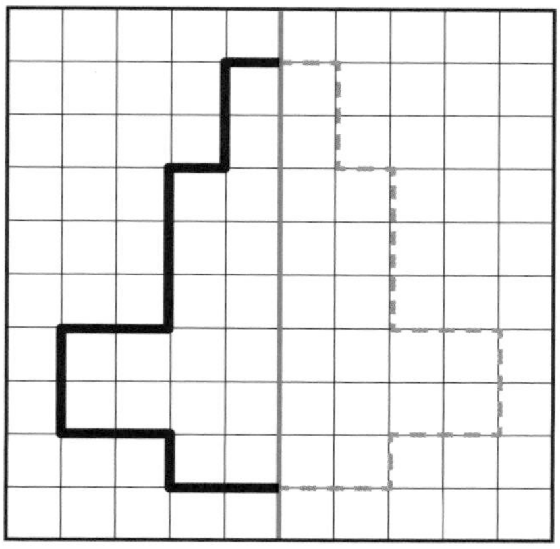

②

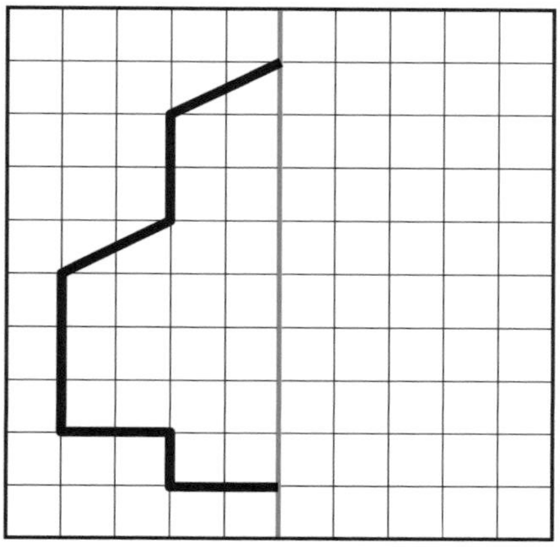

③

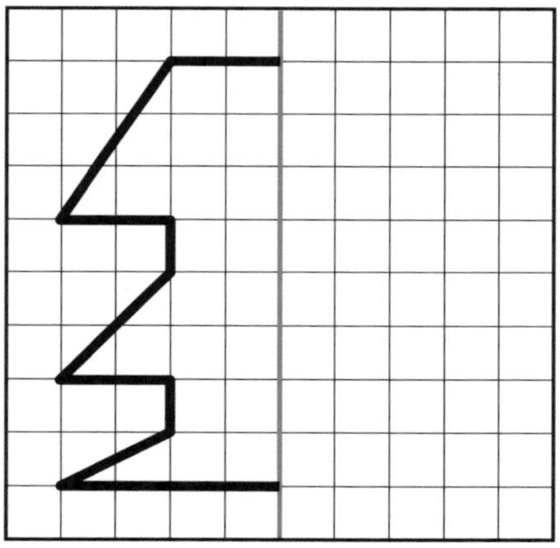

④

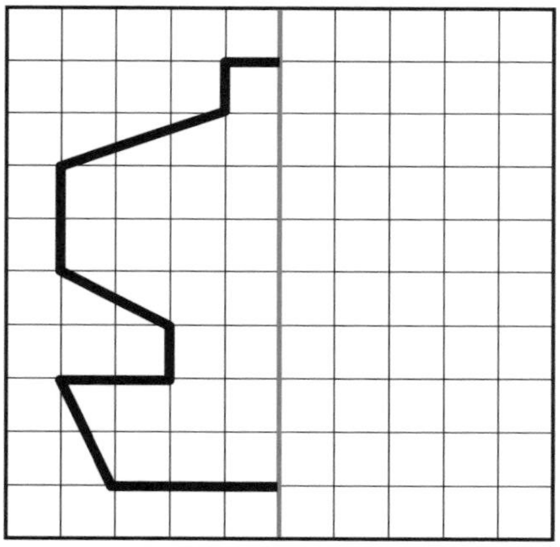

⑤

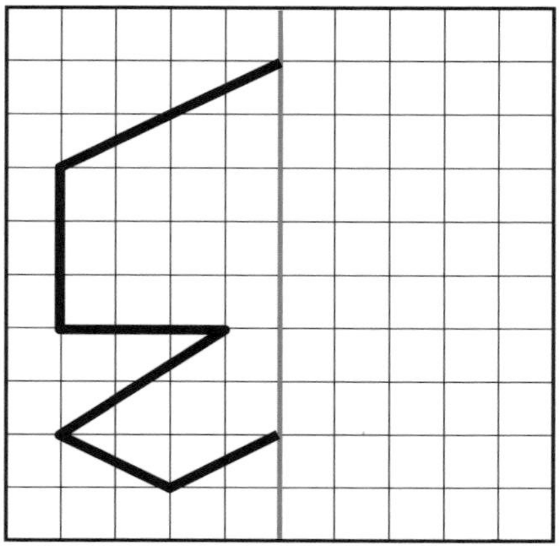

⑥

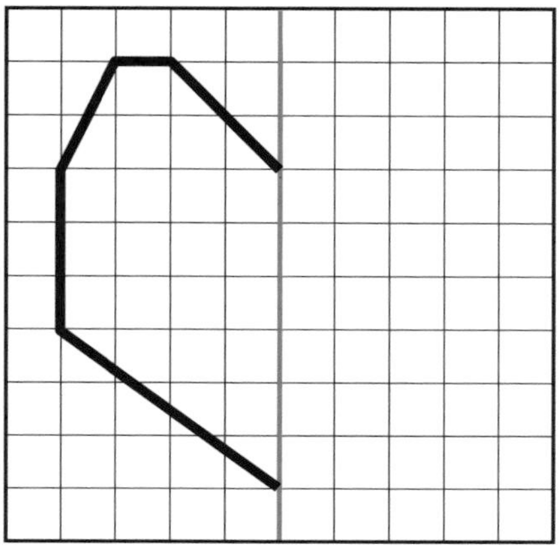

対称図形描き⑤

目標タイム 1ページあたり 5分

ルール 真ん中の線を軸として、左右対称な図形を描いてください。

①
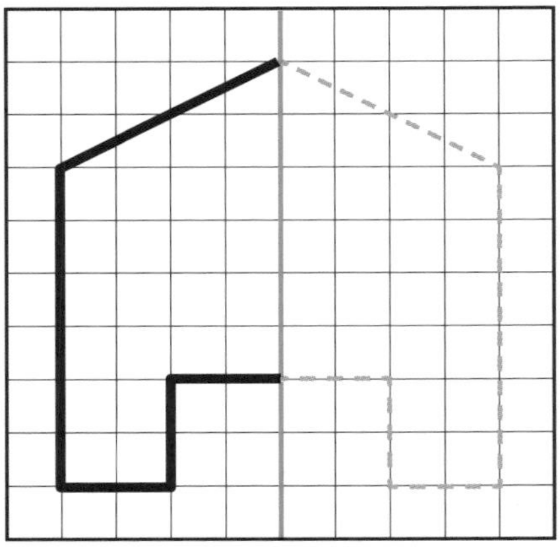

②
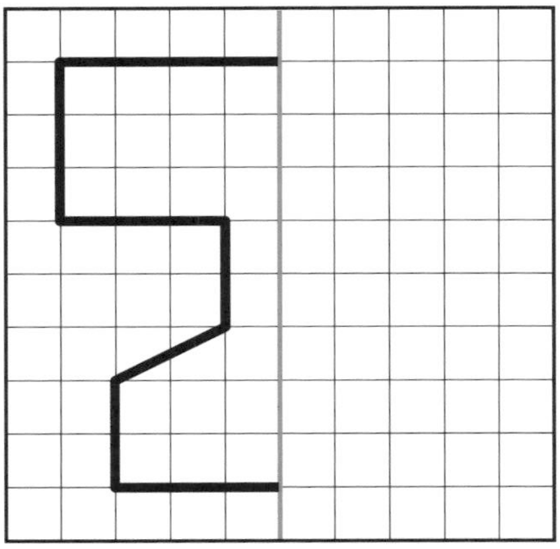

③
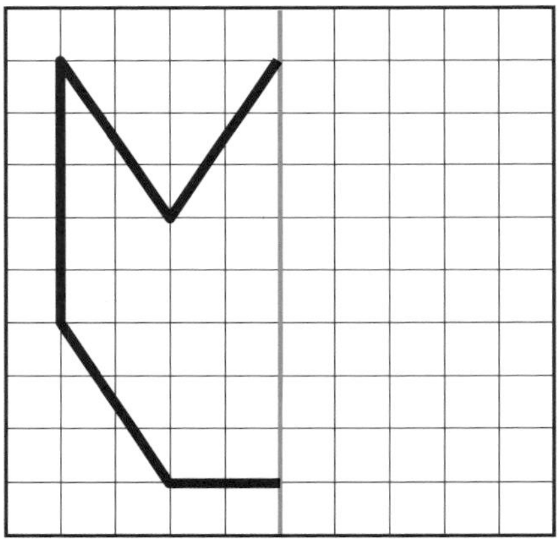

④
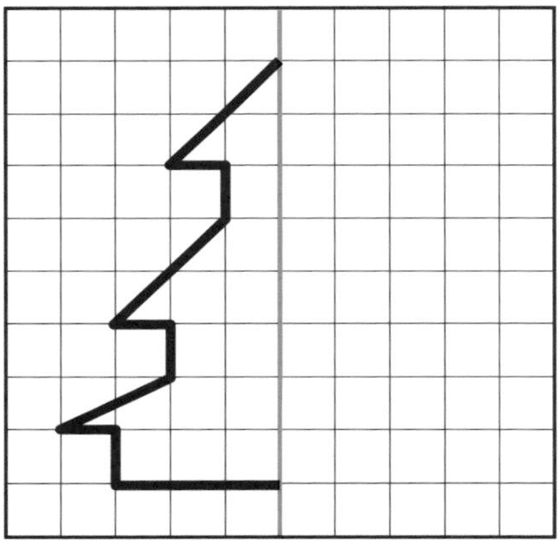

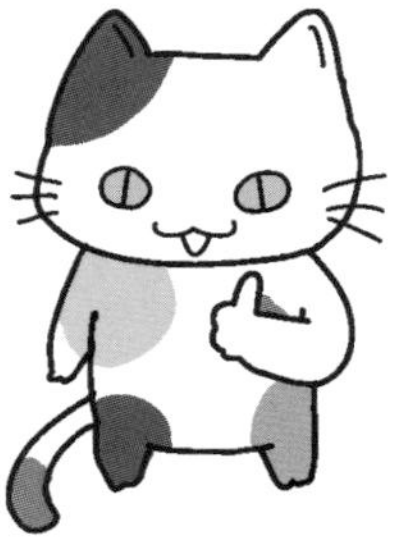

⑤
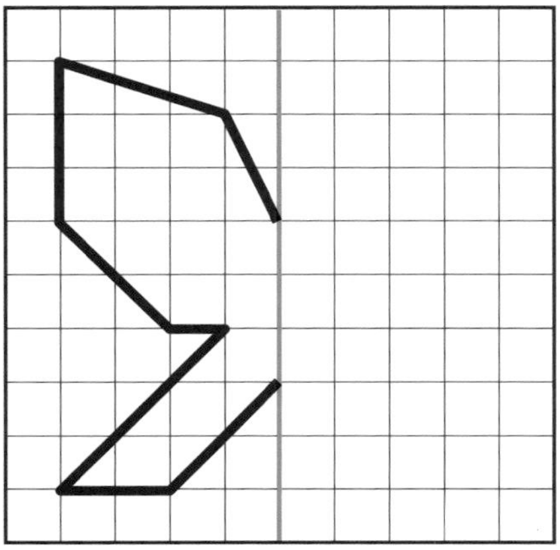

PART

2

言葉の
脳トレ&クイズ

ひらがな、カタカナ、漢字の単語を
パズルのように解く脳トレとクイズです。
論理的に考えることで、推理力や思考力が磨かれます。

順番指さし①

目標タイム 1問あたり 5分

ルール バラバラに散らばった字を順番に指でさしてください。

散らばったあ〜んまでのひらがなを順番に指でさしてください

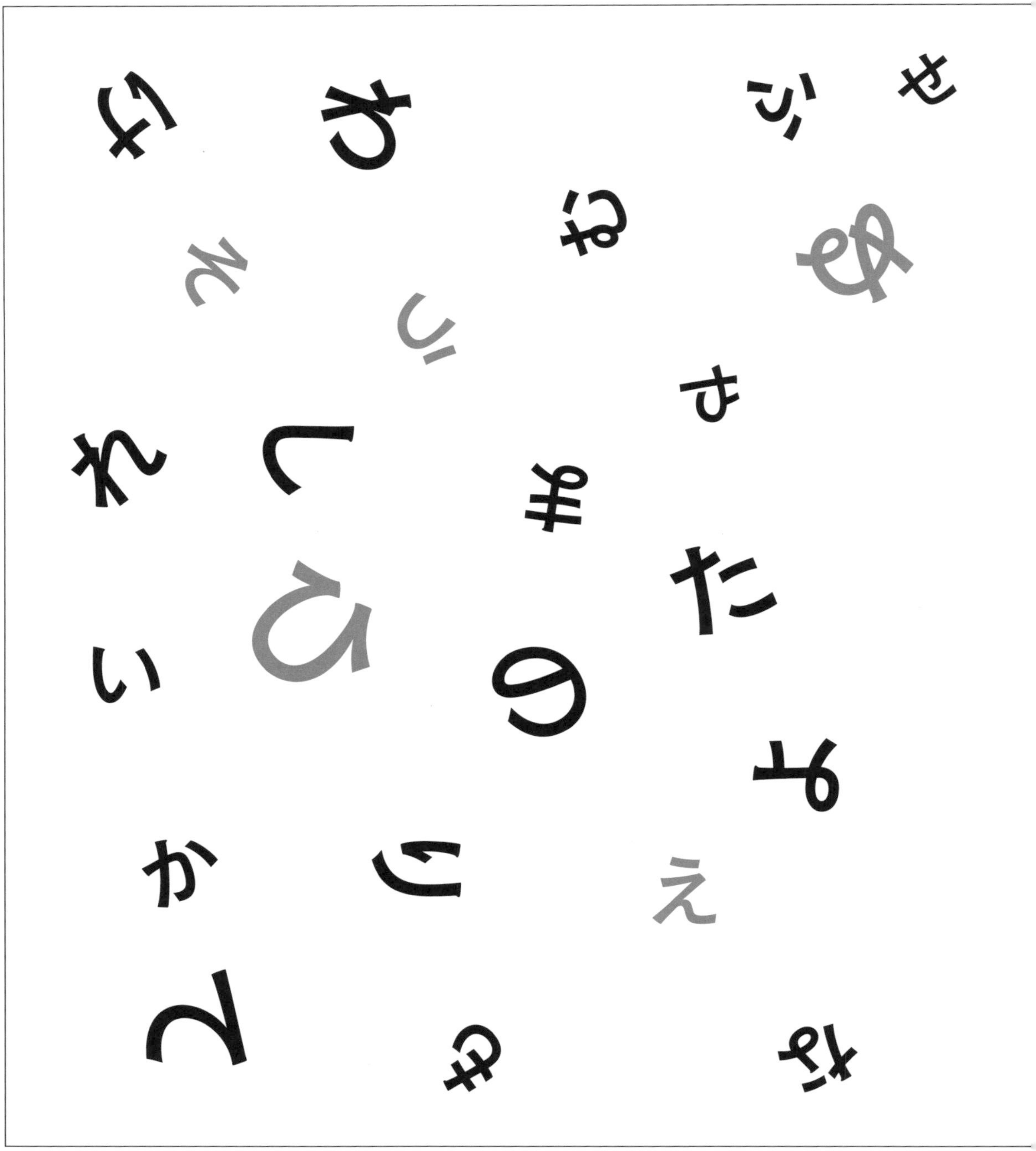

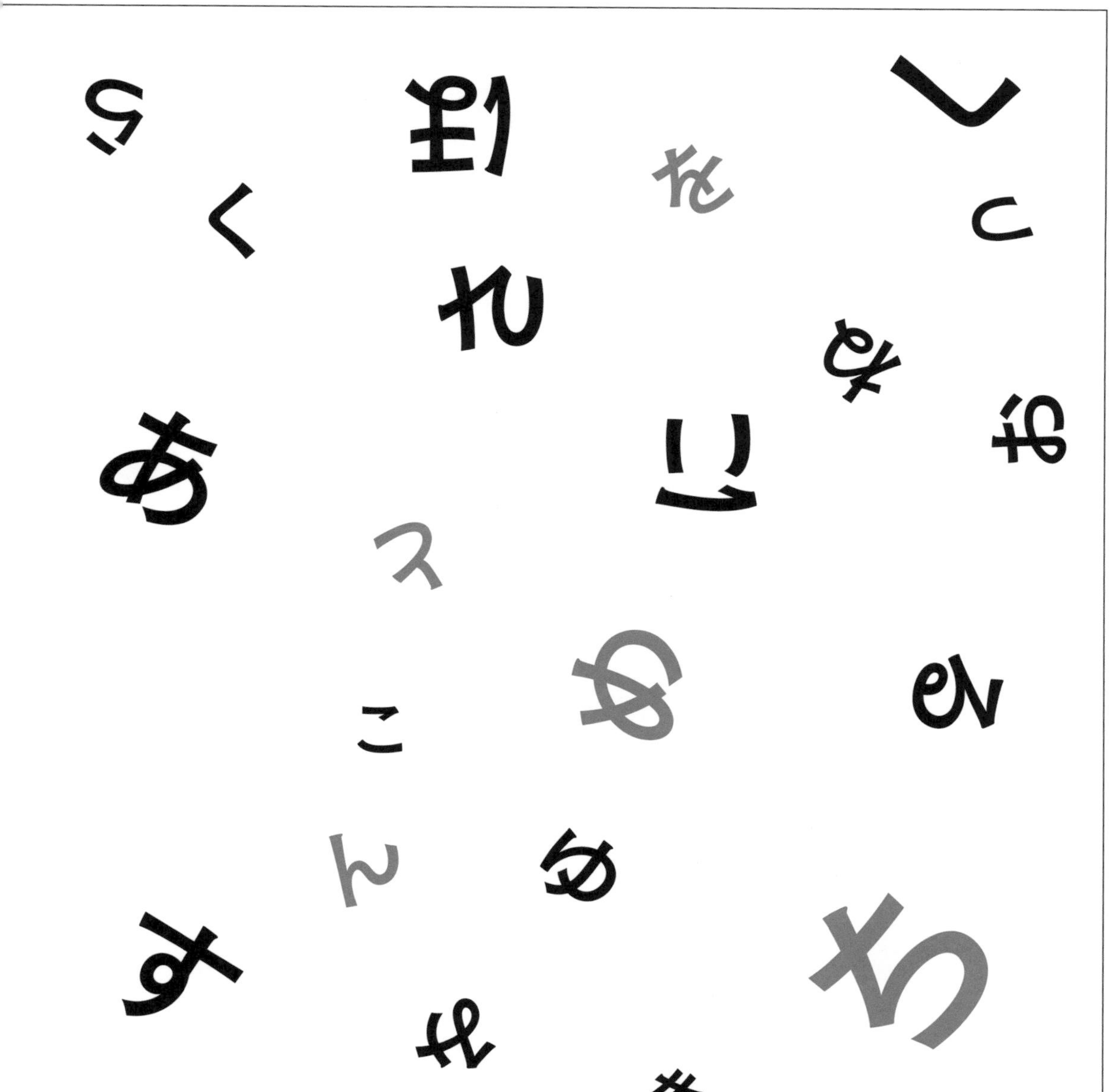

順番指さし②

目標タイム 1問あたり 5分

ルール バラバラに散らばった字を順番に指でさしてください。

散らばった①～㊿までの数字を順番に指でさしてください

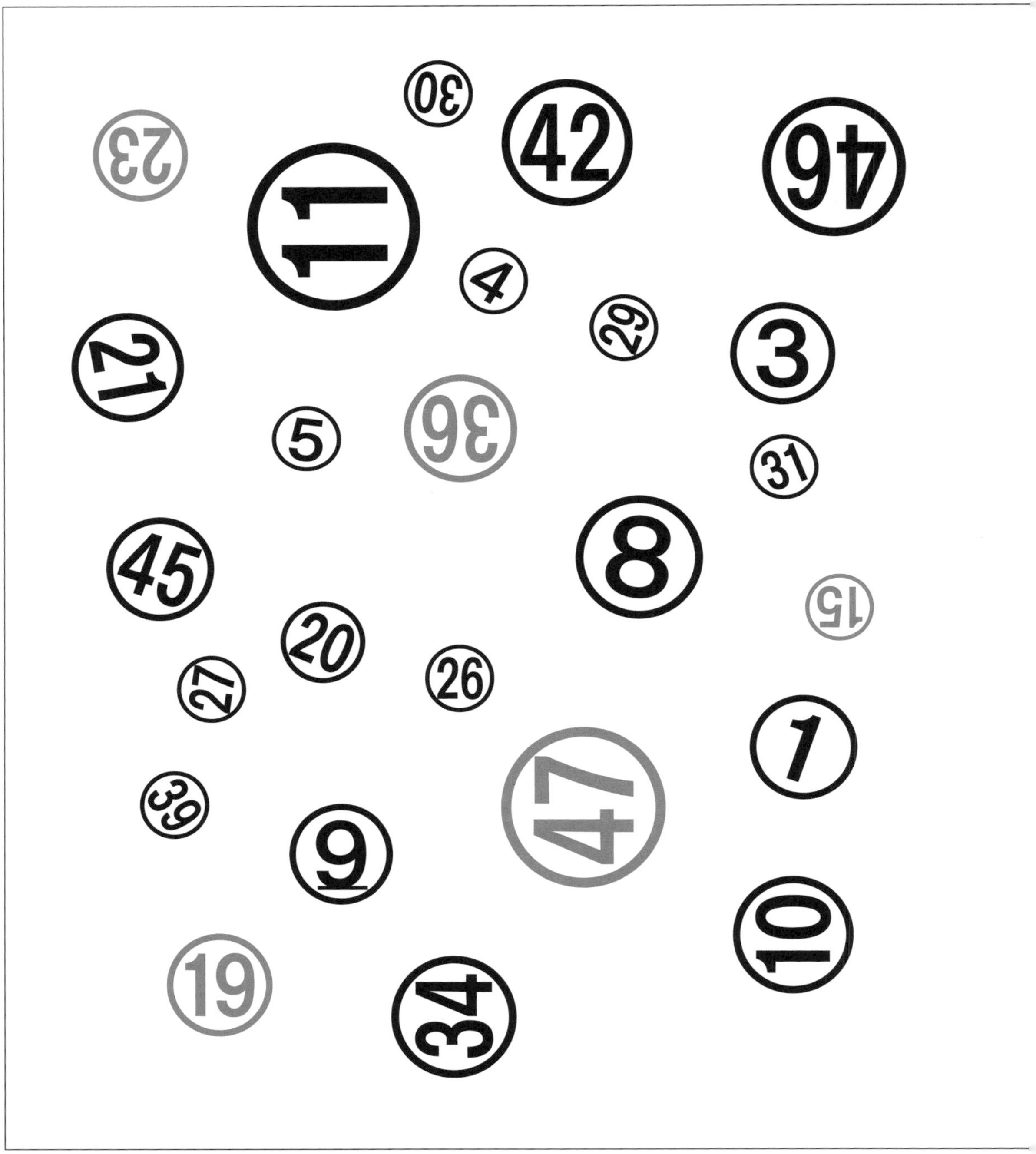

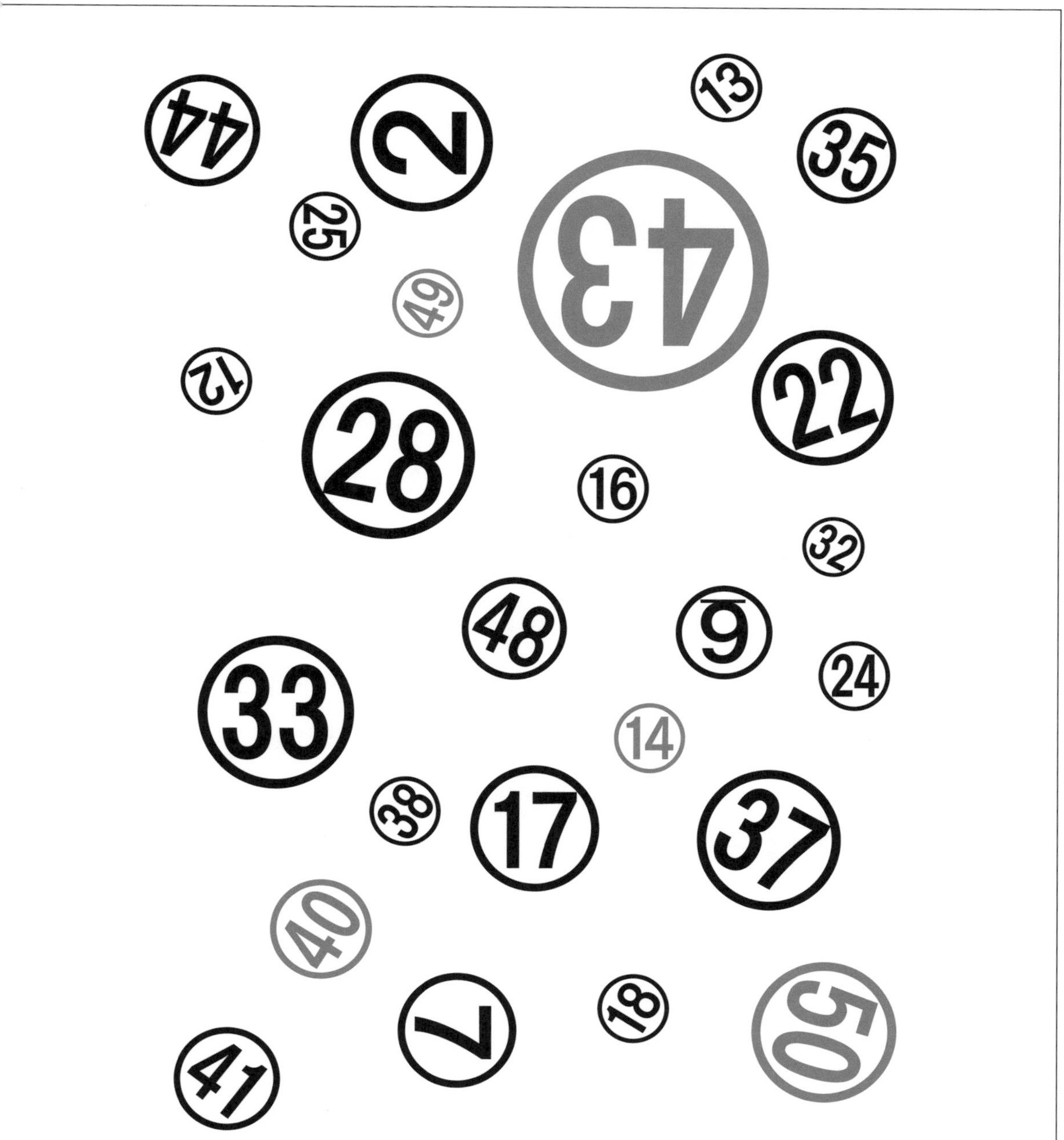
44
2
13
35
25
43
49
12
22
28
16
32
48
9
24
33
14
38
17
37
40
18
50
7
41

しりとり①

目標タイム 1ページあたり 5分

ルール 空欄に言葉を入れて、しりとりを完成させてください。

①	ダンス	→	□□□	→	カラス
②	デンワ	→	□□□	→	メイク
③	スウジ	→	□□□	→	ケーキ
④	アンコ	→	□□□	→	ラッコ
⑤	メダカ	→	□□□	→	パンダ
⑥	キイロ	→	□□□	→	アメ
⑦	ライス	→	□□□	→	メカブ
⑧	アオ	→	□□□	→	チバ
⑨	トンビ	→	□□□	→	ルビー

しりとり②

目標タイム 1ページあたり 5分

ルール 空欄に言葉を入れて、しりとりを完成させてください。

①	メモリ	→		→	ゴール
②	パンツ	→		→	キツネ
③	ハナビ	→		→	ズケイ
④	ウリバ	→		→	ルール
⑤	コード	→		→	ツメ
⑥	シャケ	→		→	ココア
⑦	ナシ	→		→	ミカタ
⑧	ヨウグ	→		→	スミレ
⑨	サトウ	→		→	ワナゲ

しりとり③

目標タイム 1ページあたり 5分

ルール 空欄に言葉を入れて、しりとりを完成させてください。

①	キムチ	→		→	ワゴム
②	ゴマ	→		→	ライス
③	ロウカ	→		→	オニ
④	カゾク	→		→	ズツウ
⑤	イルカ	→		→	タタミ
⑥	ヌリエ	→		→	グミ
⑦	トマト	→		→	フスマ
⑧	イス	→		→	キモノ
⑨	ハナミ	→		→	クルミ

しりとり④

目標タイム 1ページあたり 5分

ルール 空欄に言葉を入れて、しりとりを完成させてください。

①	ミナミ →	□□□	→ ズコウ
②	タイ →	□□□	→ ドウガ
③	ノート →	□□□	→ トンボ
④	カード →	□□□	→ ノド
⑤	バッタ →	□□□	→ ボーロ
⑥	ラクダ →	□□□	→ マリモ
⑦	オカユ →	□□□	→ ミミ
⑧	ホウキ →	□□□	→ リンゴ
⑨	テアテ →	□□□	→ ミコシ

しりとり⑤

目標タイム 1ページあたり **5分**

ルール 空欄に言葉を入れて、しりとりを完成させてください。

①	デスク	→		→	ラッコ
②	ウナギ	→		→	ガス
③	ケムリ	→		→	グレー
④	ドイツ	→		→	シメジ
⑤	ワガシ	→		→	ツクエ
⑥	サシミ	→		→	ナミダ
⑦	アジア	→		→	ラジオ
⑧	トリイ	→		→	コトリ
⑨	クジラ	→		→	パセリ

しりとり⑥

目標タイム 1ページあたり 5分

ルール 空欄に言葉を入れて、しりとりを完成させてください。

①	クルマ	→	□□□	→	ゲタ
②	ハタケ	→	□□□	→	ノンキ
③	オサケ	→	□□□	→	ジヌシ
④	ソバ	→	□□□	→	シセイ
⑤	クウキ	→	□□□	→	ツキ
⑥	フウフ	→	□□□	→	ゴラク
⑦	タイホ	→	□□□	→	オンプ
⑧	イゴ	→	□□□	→	ヤオヤ
⑨	ヒトミ	→	□□□	→	レタス

しりとり⑦

目標タイム
1ページあたり　5分

ルール　空欄に言葉を入れて、しりとりを完成させてください。

①	ムカデ	→		→	キク
②	アイス	→		→	プール
③	オカラ	→		→	ネンド
④	チョウ	→		→	シカイ
⑤	ミソ	→		→	ダルマ
⑥	ユカタ	→		→	コップ
⑦	ヒカリ	→		→	シバフ
⑧	キジ	→		→	ウタ
⑨	ヨモギ	→		→	グアム

しりとり⑧

目標タイム 1ページあたり 5分

ルール 空欄に言葉を入れて、しりとりを完成させてください。

①	バイク	→	□□□	→	リス
②	ヤサイ	→	□□□	→	ダイチ
③	ニマメ	→	□□□	→	マイク
④	ソラ	→	□□□	→	パーマ
⑤	ノバナ	→	□□□	→	ヤギ
⑥	モウフ	→	□□□	→	マゴ
⑦	ピエロ	→	□□□	→	カエル
⑧	セナカ	→	□□□	→	ミント
⑨	ワサビ	→	□□□	→	オノ

並び替え①

目標タイム 1ページあたり 5分

ルール 文字を並び替えて、言葉を完成させてください。

① ネ ム ラ

② リ ゾ ウ

③ ス イ ア

④ ル ト ベ

⑤ エ ク ツ

⑥ マ ン グ

⑦ ソ リ サ

⑧ ソ ス ミ

⑨ ガ メ ネ

⑩ ル タ ジ デ

⑪ グ ヨ ト ル ー

並び替え②

目標タイム 1ページあたり 5分

ルール 文字を並び替えて、言葉を完成させてください。

① ノ ン レ

② ワ チ ウ

③ ワ ア ビ

④ シ ガ ダ

⑤ ロ ク ザ

⑥ カ ル イ

⑦ ロ イ イ ハ

⑧ ロ ブ ン テ ロ

⑨ シ サ ノ モ

⑩ シ ラ ガ ウ ト

並び替え③

目標タイム 1ページあたり 5分

ルール 文字を並び替えて、言葉を完成させてください。

① ミ ハ サ

② ン シ モ

③ ラ サ ク

④ ガ ミ カ

⑤ ギ ウ サ

⑥ キ テ ン

⑦ ダ パ ン

⑧ ナ イ カ

⑨ メ コ ナ

⑩ タ デ ク ン

⑪ ト ン レ ン ゲ

並び替え④

目標タイム 1ページあたり 5分

ルール 文字を並び替えて、言葉を完成させてください。

① ゴ サ ン

② ラ ス シ

③ マ タ ゴ

④ モ ウ ス

⑤ ル ダ マ

⑥ チ バ イ

⑦ ビ ス ナ

⑧ ハ ク コ

⑨ シ ウ ル

⑩ ガ リ ー マ ン

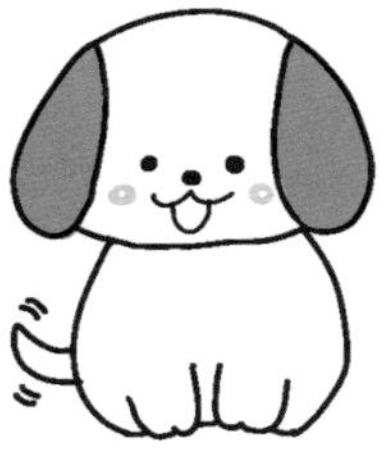

並び替え⑤

目標タイム
1ページあたり　5分

ルール　文字を並び替えて、言葉を完成させてください。

① ジ｜モ｜ミ
↓

② シ｜ミ｜サ
↓

③ リ｜ン｜プ
↓

④ ウ｜ゴ｜ウ
↓

⑤ ヤ｜イ｜タ
↓

⑥ フ｜イ｜サ
↓

⑦ ポ｜ポ｜タ｜ン
↓

⑧ サ｜イ｜ア｜ジ
↓

⑨ キ｜ヒ｜ウ｜コ
↓

⑩ コ｜ゾ｜ウ｜レ｜イ
↓

並び替え⑥

目標タイム 1ページあたり 5分

ルール 文字を並び替えて、言葉を完成させてください。

① ト ジ モ
↓

② レ ビ テ
↓

③ ラ シ ガ
↓

④ リ ド ミ
↓

⑤ イ ワ レ
↓

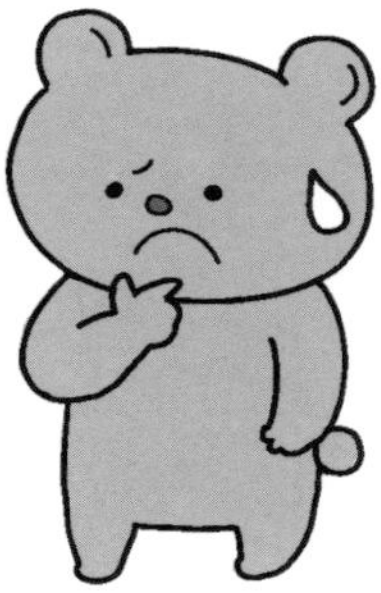

⑥ コ ギ ン ウ
↓

⑦ ウ エ ン コ
↓

⑧ コ ビ ユ
↓

⑨ ダ ゴ ゴ マ ン
↓

並び替え⑦

目標タイム 1ページあたり 5分

ルール 文字を並び替えて、言葉を完成させてください。

① キ ア ズ
↓

② カ デ ム
↓

③ ウ ブ ド
↓

④ リ モ ク
↓

⑤ ワ ヘ イ
↓

⑥ バ ノ ラ
↓

⑦ シ ウ ョ モ
↓

⑧ ナ マ ミ チ ト
↓

⑨ ダ オ マ テ
↓

⑩ リ リ ス キ ギ
↓

並び替え⑧

目標タイム 1ページあたり 5分

ルール 文字を並び替えて、言葉を完成させてください。

① エ ヌ リ

② カ チ ラ

③ ラ メ ヒ

④ ウ ヒ ユ

⑤ リ ケ ム

⑥ ジ ツ ヒ

⑦ ト ニ ワ リ

⑧ ボ ン ウ メ

⑨ カ ペ リ ン

⑩ ョ チ チ ン ウ

穴埋め①

目標タイム 1ページあたり 5分

ルール 下の単語の□に文字を埋めて、言葉を完成させてください。

① パト□ー

② ウミ□コ

③ ビジ□ス

④ クロデ□ワ

⑤ カブト□シ

⑥ ワイ□ャツ

⑦ ホ□クエン

⑧ カレ□ダー

⑨ ユ□ビ□キョク

⑩ □ンシロ□ョウ

⑪ ケンポウ□□ンビ

⑫ ショカ□コウ□イ

⑬ アメ□カガッ□ユウ□ク

穴埋め②

目標タイム 1ページあたり 5分

ルール 下の単語の□に文字を埋めて、言葉を完成させてください。

① モ□ジ

② オ□ネ

③ ジュ□キ

④ ハナ□ダ

⑤ マ□シ□ン

⑥ ト□ョ□ン

⑦ ア□ズ□ン

⑧ ナ□ル□ニ

⑨ ス□ゾク□ン

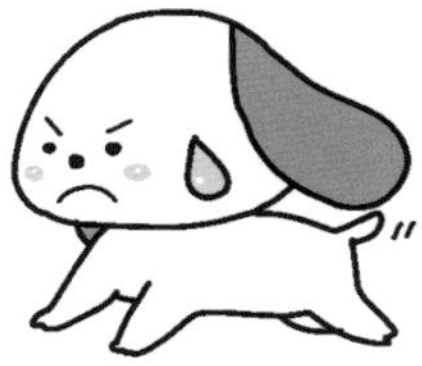

⑩ ア□パラ□ス

⑪ ゴー□デン□イーク

⑫ ア□ス□ャ□ディー

⑬ ト□キ□ウ□カイ□リー

穴埋め③

目標タイム 1ページあたり 5分

ルール 下の単語の□に文字を埋めて、言葉を完成させてください。

① □シタ

② ネ□ド

③ ツ□メ

④ シ□リ

⑤ ミ□ミ

⑥ ヒ□ジ

⑦ ケ□ョウ

⑧ ヘ□セイ

⑨ レ□コン

⑩ イ□ベ□キ

⑪ サ□ラ□ボ

⑫ ア□レス□ン

⑬ シ□ツメ□サ

⑭ カ□ヨウ□ョ□ブツ

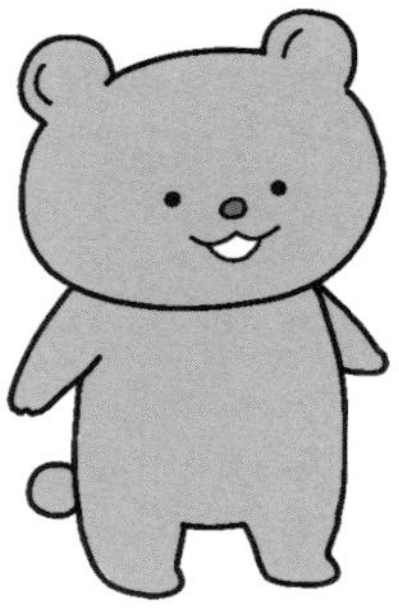

穴埋め④

目標タイム 1ページあたり 5分

ルール 下の単語の□に文字を埋めて、言葉を完成させてください。

① □ワビ

② イ□リ

③ マツ□ケ

④ チキ□ウ

⑤ エ□トツ

⑥ ハ□ガ□コ

⑦ マ□ジ□ウ

⑧ セ□デ□キ

⑨ デン□ョ□ト

⑩ ペ□ル

⑪ キ□モ□セイ

⑫ □ンズ

⑬ ジ□ット□ースター

⑭ ガ□リ□ス□ンド

⑮ アヅ□モモ□マ□ダイ

穴埋め⑤

目標タイム 1ページあたり 5分

ルール 下の単語の□に文字を埋めて、言葉を完成させてください。

① ガ□ス

② ゴ□フ

③ ア□レ

④ キ□ミ

⑤ ス□レ

⑥ □ヨコ

⑦ ジ□ジャ

⑧ ウ□ミチ

⑨ タ□ヨウ

⑩ ア□コ□バ

⑪ ハ□ド□イ

⑫ メ□オウ□イ

⑬ レ□ン□ート

⑭ ケ□チ□ウショ□イチ

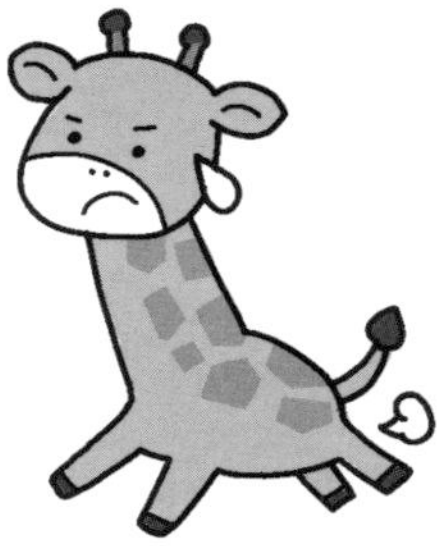

穴埋め⑥

目標タイム 1ページあたり 5分

ルール 下の単語の□に文字を埋めて、言葉を完成させてください。

① イ□ラ

② ゴ□ツ

③ タ□フウ

④ ナキ□シ

⑤ ニ□クリ

⑥ ト□キ□ウ

⑦ ニ□ヨ□ビ

⑧ ア□ノ□ワ

⑨ ア□モナ□ト

⑩ ニ□ガタ□ン

⑪ ミ□モ□ノ□リトモ

⑫ ウェ□ィ□グ□レス

⑬ カ□ター□ク□ーム

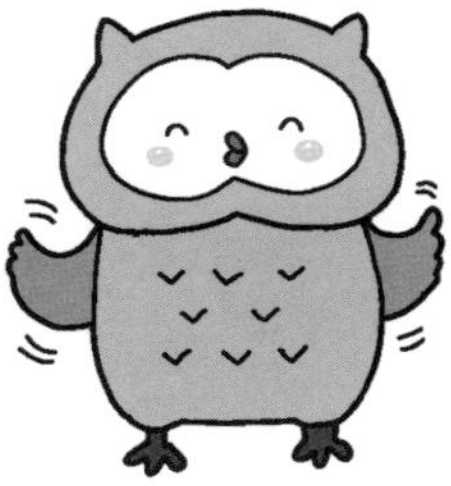

ない文字探し①

目標タイム 1問あたり 3分

ルール あ～んのうちマスの中にない文字を１文字見つけてください。

ない文字を１文字見つけてください

け	こ	な	め	か	ち
よ	そ	お	た	み	さ
う	は	つ	く	ひ	り
す	や	ほ	し	き	あ
む	ん	ら	も	わ	の
を	ね	と	ろ	ま	
れ	て	せ	へ	ゆ	
に	ぬ	ふ	る	え	

答え

ない文字探し②

目標タイム 1問あたり 3分

ルール あ〜んのうちマスの中にない文字を2文字見つけてください。

ない文字を2文字見つけてください

あ	ふ	ま	へ	い	さ
つ	の	う	ち	し	み
は	を	ね	か	け	わ
れ	そ	く	も	ひ	ぬ
す	む	め	ろ	ら	
に	り	や	て	な	
こ	き	ゆ	る	た	
と	ほ	お	ん	せ	

答え

ない文字探し③

目標タイム 1問あたり 3分

ルール ア～ンのうちマスの中にない文字を１文字見つけてください。

ない文字を１文字見つけてください

コ	メ	サ	ノ	ツ	ア
ヒ	リ	モ	ヘ	ウ	ミ
ル	キ	ク	ロ	ム	ラ
ヲ	ヌ	マ	イ	ニ	ヤ
ソ	オ	ユ	シ	タ	ハ
エ	ケ	ホ	ヨ	フ	
セ	ト	ナ	ン	カ	
ネ	テ	ワ	ス	レ	

答え

ない文字探し④

目標タイム 1問あたり 3分

ルール ア〜ンのうちマスの中にない文字を２文字見つけてください。

ない文字を２文字見つけてください

ケ	ア	ニ	ヘ	ル	ム
チ	エ	ナ	ウ	ネ	イ
フ	ノ	ク	ホ	ヒ	ソ
ン	テ	ツ	ヤ	ハ	タ
コ	ユ	ヨ	ヲ	ス	
メ	レ	ト	サ	ヌ	
リ	ラ	シ	ワ	キ	
セ	マ	カ	ロ	モ	

答え

言葉見つけ①

目標タイム 1ページあたり 5分

ルール マスの中からタテに並んでいる言葉を見つけてください。

①赤い果物の名前を３つ探してください

さ	か	に	へ	ゆ	し	ろ	ひ	み
く	す	い	お	る	れ	て	い	や
ら	わ	つ	な	り	め	さ	ち	に
ん	そ	む	ほ	ん	た	ぬ	ご	よ
ぼ	は	ち	け	ご	の	え	ら	ま

答え

②魚の名前を５つ探してください

さ	し	え	ひ	わ	き	む	れ	さ
け	と	せ	ら	か	な	よ	い	ん
み	び	の	め	ゆ	ま	り	こ	ま
て	う	る	も	に	ぐ	ち	を	や
た	お	ぬ	つ	へ	ろ	そ	ほ	ね

答え

言葉見つけ②

目標タイム 1ページあたり 5分

ルール マスの中からヨコに並んでいる言葉を見つけてください。

①緑の野菜の名前を４つ探してください

あ	に	ら	は	く	ぴ	ー	ま	ん
お	ゆ	ん	も	ち	め	り	れ	わ
と	そ	せ	じ	ふ	る	な	す	み
ほ	う	れ	ん	そ	う	ほ	え	ろ
が	う	や	か	の	こ	ま	つ	な

答え

②都道府県名を６つ探してください

あ	お	も	り	や	は	へ	よ	お
く	ぐ	ん	ま	ま	さ	が	む	き
え	あ	い	ち	な	ぬ	ら	え	と
と	や	す	そ	と	く	し	ま	へ
み	え	つ	ん	う	か	こ	め	を

答え

言葉見つけ③

目標タイム 1ページあたり **5分**

ルール マスの中からナナメに並んでいる言葉を見つけてください。

①虫の名前を３つ探してください

て	せ	そ	こ	つ	す	と	る	む
あ	け	よ	ほ	お	れ	の	ん	と
ね	り	ん	や	お	ろ	え	か	ぼ
み	な	し	は	ぬ	へ	ぎ	ら	い
ふ	め	に	を	ひ	さ	く	ゆ	ま

答え

②海の生き物の名前を５つ探してください

ぺ	く	ろ	せ	お	あ	ま	え	こ
つ	ん	け	く	と	ひ	ざ	わ	や
い	に	ぎ	む	じ	い	も	ら	り
み	か	の	ん	れ	ら	る	ふ	し
そ	ゆ	は	う	た	よ	な	か	を

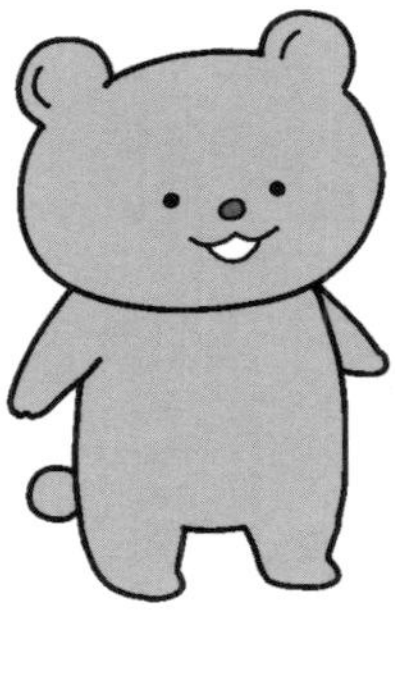

答え

言葉見つけ④

目標タイム 1ページあたり 5分

ルール マスの中からタテ・ヨコ・ナナメに並んでいる言葉を見つけてください。

①乗り物の名前を４つ探してください

ば	す	せ	あ	む	ひ	ぬ	い	か
て	つ	ち	に	の	し	こ	よ	ろ
へ	さ	け	ほ	た	な	れ	う	も
ふ	お	く	る	ま	み	わ	ら	き
り	ね	そ	め	ゆ	や	と	え	ん

答え

②体の部位の名前を６つ探してください

く	ぬ	え	こ	ほ	つ	み	に	き
し	ち	へ	さ	い	あ	た	ま	さ
す	と	び	れ	む	ひ	ね	け	せ
の	あ	も	る	は	じ	か	ゆ	な
く	る	ぶ	し	な	や	て	ば	か

答え

言葉見つけ⑤

目標タイム 1ページあたり　5分

ルール　マスの中からタテ・ヨコ・ナナメに並んでいる言葉を見つけてください。

①文房具の名前を３つ探してください

ほ	ぬ	は	ね	な	え	う	は	ふ
ぱ	き	さ	い	ま	さ	ん	の	わ
ん	ゆ	み	た	る	め	ら	ぴ	り
に	れ	け	し	ご	む	み	そ	つ
て	を	す	く	と	か	よ	や	も

答え

②国の名前を５つ探してください

も	に	わ	き	た	べ	と	な	む
る	お	ほ	ね	い	ゆ	て	さ	こ
ぬ	ふ	れ	ん	ま	い	そ	み	よ
く	や	え	ち	け	は	ん	ら	ひ
あ	め	り	か	の	つ	う	ど	を

答え

言葉見つけ⑥

目標タイム 1ページあたり 5分

ルール マスの中からタテ・ヨコ・ナナメに並んでいる言葉を見つけてください。

①県庁所在地の名前を４つ探してください

ち	せ	あ	こ	ひ	そ	む	ろ	も
よ	ま	な	て	う	ぬ	お	ゆ	か
る	つ	め	き	ほ	ふ	お	ま	な
わ	え	す	や	け	に	つ	へ	ざ
く	た	え	つ	れ	ら	が	ん	わ

答え

②花の名前を６つ探してください

う	を	つ	ふ	の	す	み	れ	あ
て	め	か	じ	ひ	と	け	せ	す
ぼ	な	い	ろ	ち	ま	る	よ	と
た	ゆ	さ	く	ら	え	わ	も	み
ん	き	そ	こ	あ	に	へ	り	よ

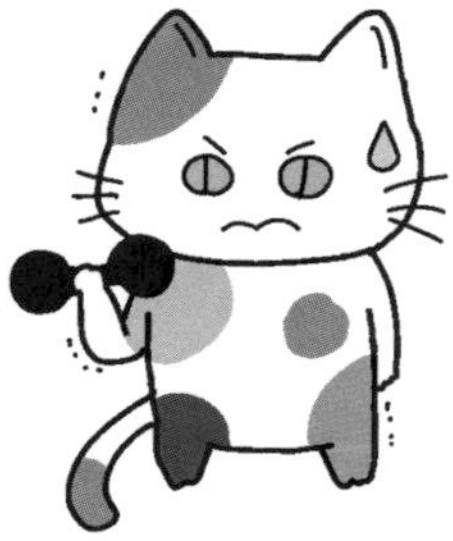

答え

思い浮かべ①

目標タイム 1問あたり **2分**

ルール お題に応じて、思い浮かんだ単語をできるだけ多く書き出してください。

①
お題 黄色の食べ物

②
お題 「あ」から始まる言葉

③
お題 ４文字の国

④
お題 秋が旬の食べ物

思い浮かべ②

目標タイム 1問あたり 2分

ルール お題に応じて、思い浮かんだ単語をできるだけ多く書き出してください。

①
お題 **赤い食べ物**

②
お題 **春の植物**

③
お題 **2文字の動物**

④
お題 **夏を連想する物**

思い浮かべ③

目標タイム 1問あたり 2分

ルール お題に応じて、思い浮かんだ単語をできるだけ多く書き出してください。

①
お題 四字熟語

②
お題 日本食

③
お題 和菓子

④
お題 日本の祝日

思い浮かべ④

目標タイム 1問あたり 2分

ルール お題に応じて、思い浮かんだ単語をできるだけ多く書き出してください。

①
お題 **文房具**

②
お題 **緑色の野菜**

③
お題 **冬を連想する物**

④
お題 **ボールを使うスポーツ**

思い浮かべ⑤

目標タイム 1問あたり 2分

ルール お題に応じて、思い浮かんだ単語をできるだけ多く書き出してください。

①
お題 **戦国武将の名前**

②
お題 **きのこの名前**

③
お題 **野鳥の名前**

④
お題 **牛乳が使われている加工品**

思い浮かべ⑥

目標タイム 1問あたり 2分

ルール お題に応じて、思い浮かんだ単語をできるだけ多く書き出してください。

①
お題 日本の童話

②
お題 洋食

③
お題 日本の歴代の総理大臣

④
お題 海の生き物

ひらがな計算①

目標タイム 1ページあたり 3分

ルール ひらがなで書かれた計算式の問題を解いてください。

① じゅうにたすには？

12 ＋ 2

答え

② じゅうごたすごは？

答え

③ じゅういちひくさんは？

答え

④ にじゅうごわるごは？

答え

⑤ じゅうにたすにひくさんは？

答え

⑥ ろくじゅうよんわるはちは？

答え

ひらがな計算②

目標タイム 1ページあたり 3分

ルール ひらがなで書かれた計算式の問題を解いてください。

① さんじゅうたすさんは？

30 ＋ 3　答え

② よんじゅうはちたすには？

答え

③ にじゅうにひくには？

答え

④ さんじゅうろくわるろくは？

答え

⑤ じゅうよんひくごたすには？

答え

⑥ ななじゅうにわるはちは？

答え

ひらがな計算③

目標タイム 1ページあたり 3分

ルール ひらがなで書かれた計算式の問題を解いてください。

① じゅうさんたすろくは？

13 ＋ 6 　答え

② じゅういちたすいちは？

答え

③ さんじゅうさんひくはちは？

答え

④ ななじゅうにわるきゅうは？

答え

⑤ じゅうごたすにひくよんは？

答え

⑥ じゅういちかけるさんは？

答え

ひらがな計算④

目標タイム 1ページあたり 3分

ルール ひらがなで書かれた計算式の問題を解いてください。

① さんたすじゅうさんは？

3 ＋ 13

答え

② にじゅうさんたすななは？

答え

③ にじゅうごひくじゅうには？

答え

④ きゅうじゅうわるじゅうは？

答え

⑤ にじゅうひくごたすはちは？

答え

⑥ にじゅうよんわるはちは？

答え

ひらがな計算⑤

目標タイム 1ページあたり 3分

ルール ひらがなで書かれた計算式の問題を解いてください。

① じゅうさんたすよんは？

13 ＋ 4　答え

② よんじゅうにたすいちは？

答え

③ ななじゅうごひくさんは？

答え

④ さんじゅうわるごは？

答え

⑤ ごじゅうひくにたすはちは？

答え

⑥ よんじゅうにわるななは？

答え

ひらがな計算⑥

目標タイム 1ページあたり 3分

ルール ひらがなで書かれた計算式の問題を解いてください。

① よんじゅうさんたすいちは？

43 ＋ 1　　答え

② ろくたすごじゅうには？

答え

③ さんじゅうにひくはちは？

答え

④ じゅうにわるには？

答え

⑤ ごじゅうごひくごたすには？

答え

⑥ さんじゅうろくわるよんは？

答え

数え方クイズ①

目標タイム 1ページあたり 3分

ルール さまざまなものの数え方を答えてください。

① 晩御飯でさんまを１ □ 、食べました。

② 野原でうさぎを１ □ 見つけました。

③ リビングに椅子を１ □ 運びました。

④ 友人はカメラを２ □ 持っています。

⑤ 運動をした後、お茶を２ □ 飲みました。

⑥ 農家からきゃべつを２ □ 買いました。

⑦ 安かったので、昆布を３ □ 買いました。

⑧ たらこを３ □ 焼いて米にのせました。

⑨ パン屋で食パンを３ □ 買いました。

数え方クイズ②

目標タイム 1ページあたり 3分

ルール さまざまなものの数え方を答えてください。

① お歳暮でぶどうを２［　　］もらいました。

② 靴を１［　　］新しく買いました。

③ 梅を見ながら俳句を１［　　］詠みました。

④ この部屋の広さは10［　　］です。

⑤ 天井からしずくが１［　　］落ちました。

⑥ 夕飯に寿司を８［　　］食べました。

⑦ あたたかい手袋を２［　　］買いました。

⑧ 花を１［　　］、花瓶に生けました。

⑨ 神社に鳥居が３［　　］並んでいます。

名産品クイズ①

目標タイム 1ページあたり 3分

ルール 3つの名産品に当てはまる都道府県を下の枠から選んでください。

① にんにく、りんご、ねぶた祭り 答え

② じゃがいも、乳製品、いくら 答え

③ うどん、しょうゆ、和三盆 答え

④ 有田みかん、梅干し、かげろう 答え

⑤ マンゴー、チキン南蛮、ピーマン 答え

⑥ 砂丘らっきょう、花御所柿、二十世紀梨 答え

㋐ 青森県	㋑ 宮城県	㋒ 神奈川県
㋓ 香川県	㋔ 新潟県	㋕ 北海道
㋖ 和歌山県	㋗ 宮崎県	㋘ 鳥取県

名産品クイズ②

目標タイム 1ページあたり 3分

ルール 3つの名産品に当てはまる都道府県を下の枠から選んでください。

① わんこそば、浄法寺塗、からめ餅　答え □

② 久留米かすり、明太子、炭坑節　答え □

③ 夏みかん、スイカ、あか牛　答え □

④ 米沢牛、さくらんぼ、西洋梨　答え □

⑤ お茶、わさび、うなぎパイ　答え □

⑥ ぜんざい、出雲そば、十六島海苔　答え □

㋐ 大分県	㋑ 福岡県	㋒ 埼玉県
㋓ 島根県	㋔ 山形県	㋕ 岩手県
㋖ 静岡県	㋗ 熊本県	㋘ 沖縄県

偉人名クイズ①

目標タイム 1ページあたり 3分

ルール 3つの言葉に当てはまる偉人を下の枠から選んでください。

① 英語教師、千円札、坊っちゃん　答え

② 安土桃山時代、桶狭間の戦い、本能寺　答え

③ 小説家、人間失格、走れメロス　答え

④ アメリカ作家、サリバン先生、奇跡の人　答え

⑤ 看護学校、白衣の天使、統計学　答え

⑥ 実業家、銀行の父、論語と算盤　答え

㋐ 太宰治　㋑ アンネ・フランク　㋒ 夏目漱石
㋓ 芥川龍之介　㋔ ヘレン・ケラー　㋕ 明智光秀
㋖ ナイチンゲール　㋗ 織田信長　㋘ 渋沢栄一

偉人名クイズ②

目標タイム 1ページあたり 3分

ルール 3つの言葉に当てはまる偉人を下の枠から選んでください。

① 征夷大将軍、関ヶ原の戦い、幕府　答え

② 芸術家、モナ・リザ、万能の天才　答え

③ 天下統一、刀狩令、桃山文化　答え

④ 江戸時代、測量、地図　答え

⑤ 海援隊、薩長同盟、近江屋　答え

⑥ 医学の父、破傷風、慶應義塾大学　答え

㋐ 豊臣秀吉　㋑ ダ・ヴィンチ　㋒ 徳川家康
㋓ 北里柴三郎　㋔ 坂本龍馬　㋕ 伊能忠敬
㋖ ミケランジェロ　㋗ 野口英世　㋘ 源頼朝

クロスワード①

目標タイム　1ページあたり　5分

ルール　クロスワードに文字を入れて、タテとヨコの言葉を完成させてください。

①

	ア	
ウ		ギ
	ゴ	

②

	リ	
ア		コ
	ゴ	

③

	ヒ	
メ		ネ
	シ	

④

	ゾ	
タ		エ
	リ	

⑤

	ミ	
ヤ		ン
	ン	

⑥

	カ	
カ		ワ
	ク	

⑦

	キ	
カ		ギ
	ロ	

⑧

	ラ	
シ		ミ
	オ	

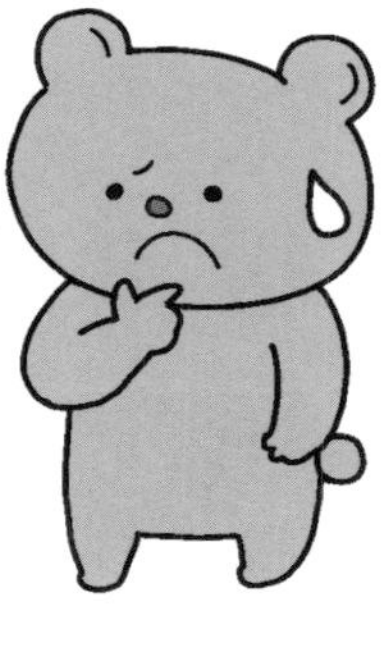

クロスワード②

目標タイム 1ページあたり 5分

ルール クロスワードに文字を入れて、タテとヨコの言葉を完成させてください。

①

	ア	
イ		テ
	ビ	

②

	チ	
サ		ラ
	ワ	

③

	ヌ	
ト		イ
	エ	

④

	ホ	
ロ		ン
	ル	

⑤

	セ	
キ		イ
	イ	

⑥

	ム	
セ		ジ
	コ	

⑦

	ヨ	
カ		ク
	ク	

⑧

	ホ	
レ		ー
	ル	

⑨

	ノ	
ヨ		ク
	ラ	

クロスワード③

目標タイム 1ページあたり 5分

ルール クロスワードに文字を入れて、タテとヨコの言葉を完成させてください。

①

	ニ	
ウ		ザ
	イ	

②

	チ	
ロ		ガ
	ワ	

③

	サ	
ト		ボ
	ポ	

④

	モ	
エ		ボ
	バ	

⑤

	フ	
ス		タ
	キ	

⑥

	ワ	
サ		ミ
	ビ	

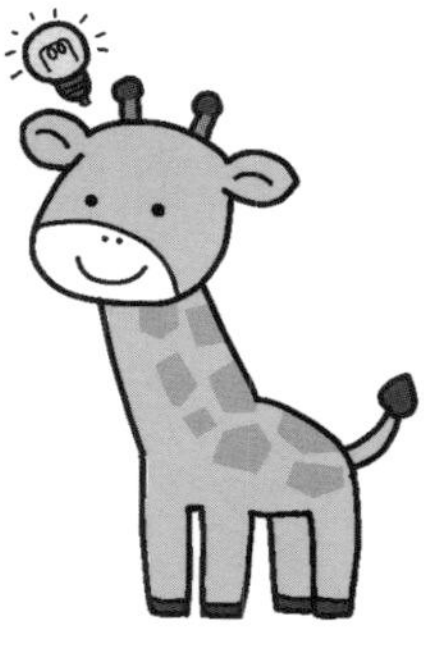

⑦

	ヤ	
モ		イ
	イ	

⑧

	シ	
ソ		ユ
	イ	

PART 3

漢字の脳トレ&クイズ

漢字にまつわる脳トレとクイズです。
脳の見る力を鍛えるとともに、思考力や集中力が高まります。

バラバラ漢字①

目標タイム 1ページあたり 5分

ルール バラバラになった漢字を組み合わせて言葉を完成させてください。

①

大 可 氵 木

答え

②

示 口 勹 林

答え

③

門 口 扌 考

答え

④

糸 日 寺 合

答え

⑤

一 了 羽 戸

答え

⑥

氵 将 酉 由

答え

バラバラ漢字②

目標タイム 1ページあたり 5分

ルール バラバラになった漢字を組み合わせて言葉を完成させてください。

①

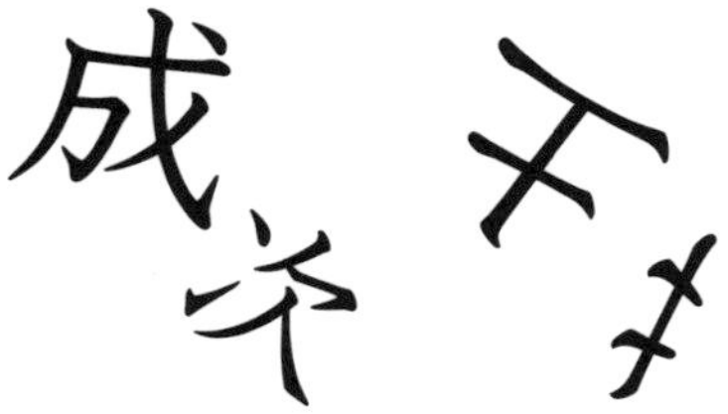

答え

②

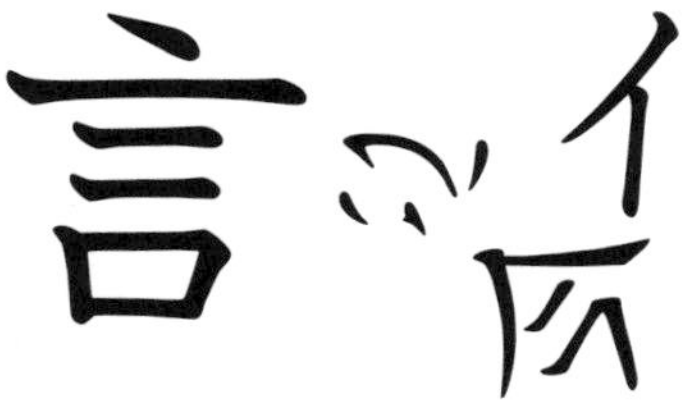

答え

③

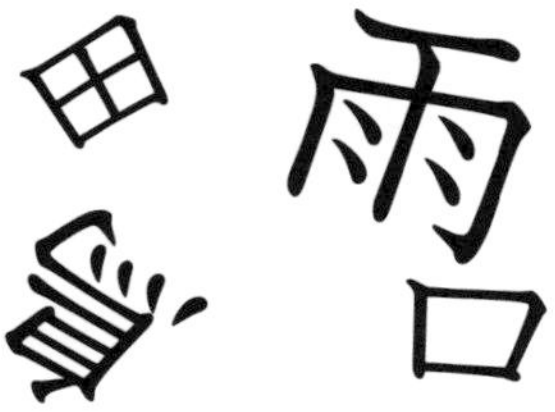

答え

④

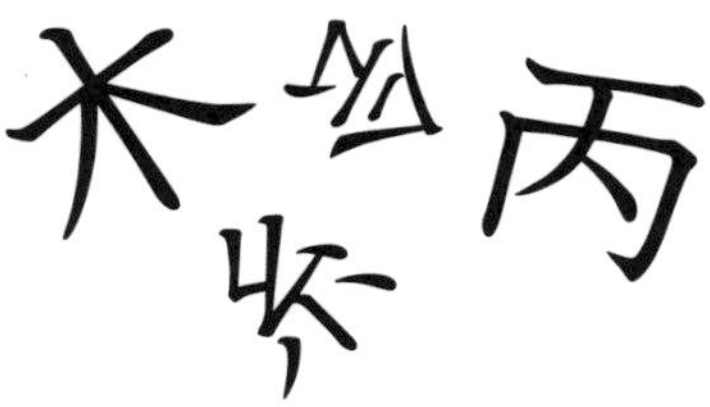

答え

⑤

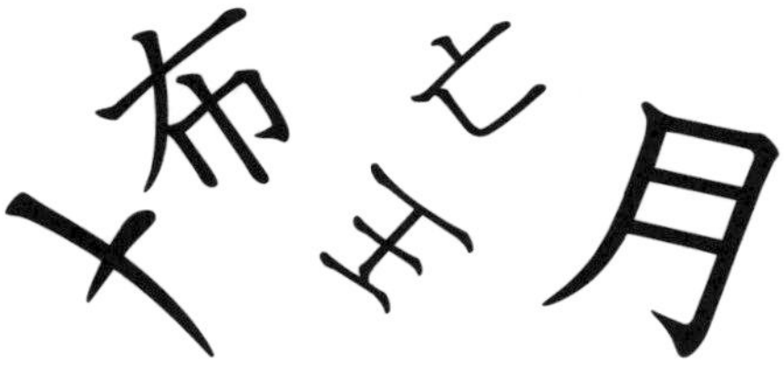

答え

⑥

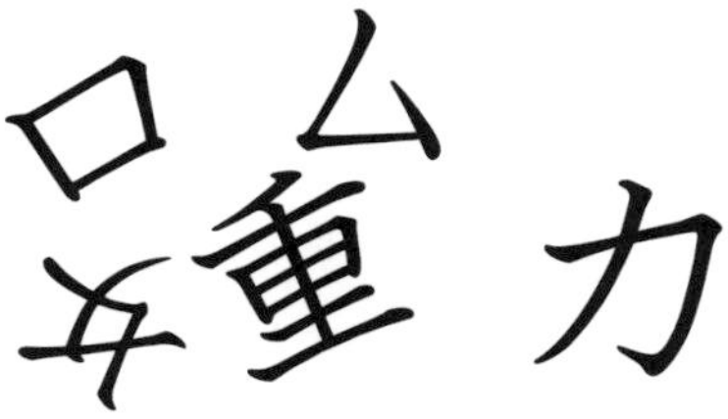

答え

バラバラ漢字③

目標タイム 1ページあたり **5分**

ルール バラバラになった漢字を組み合わせて言葉を完成させてください。

①

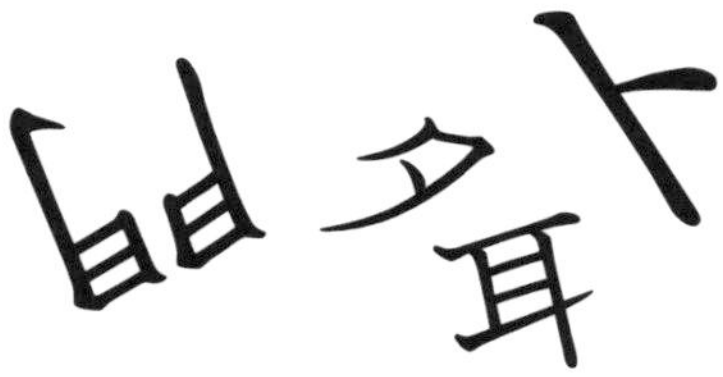

答え

②

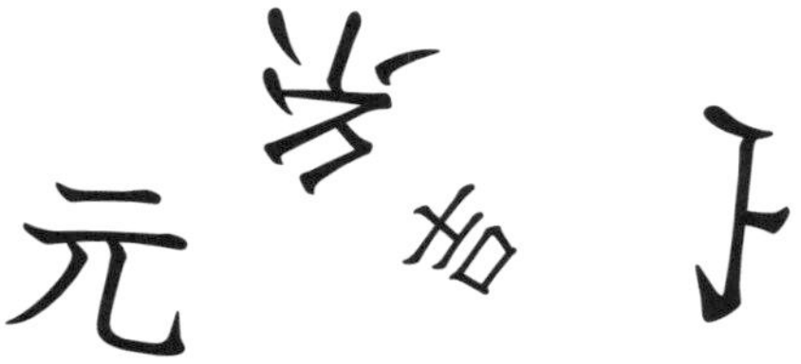

答え

③

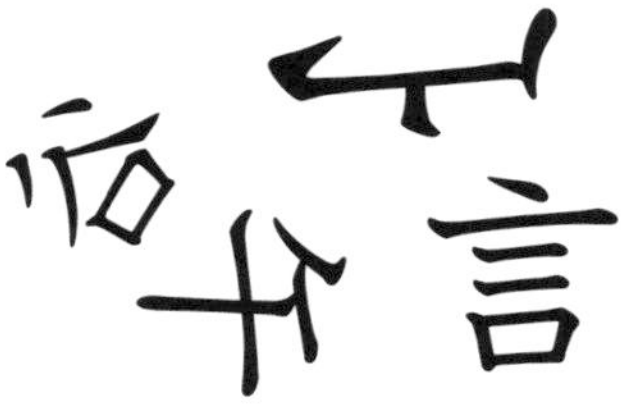

答え

④

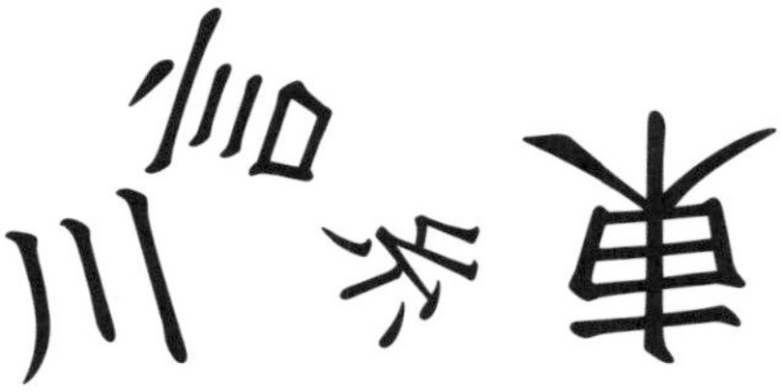

答え

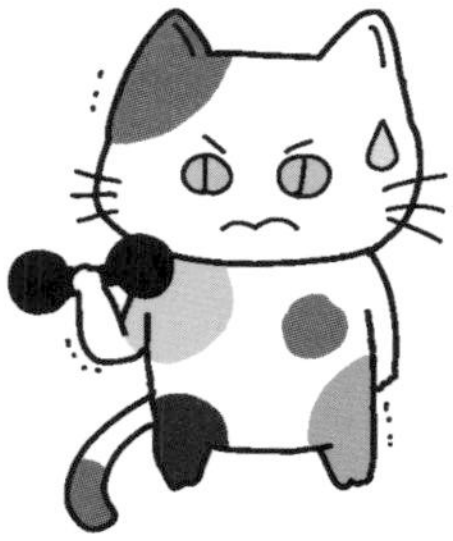

⑤

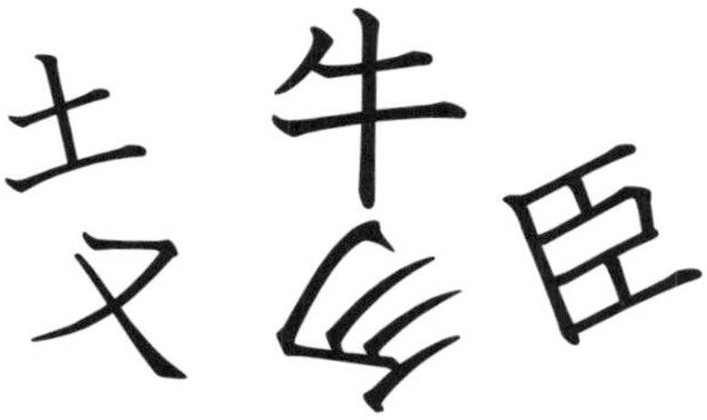

答え

バラバラ漢字④

目標タイム 1ページあたり 5分

ルール バラバラになった漢字を組み合わせて言葉を完成させてください。

①

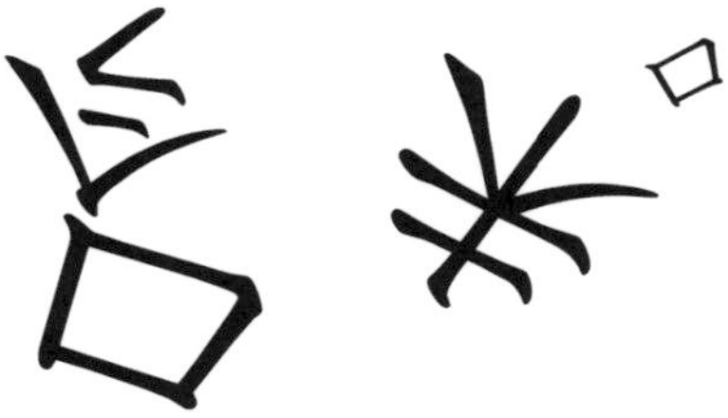

答え

②

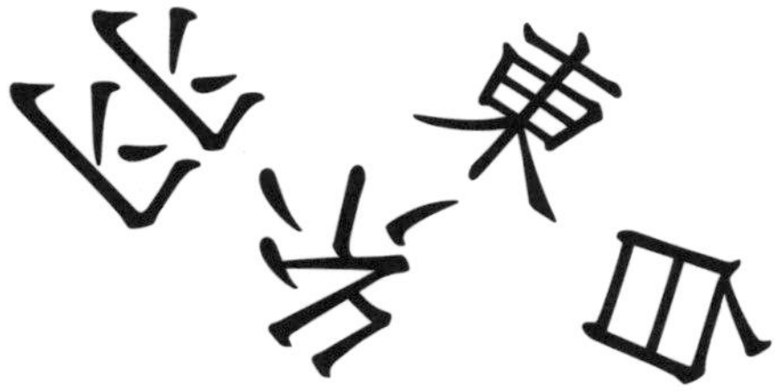

答え

③

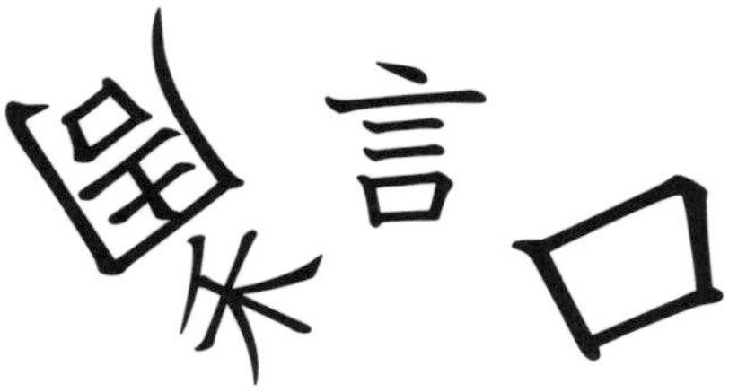

答え

④

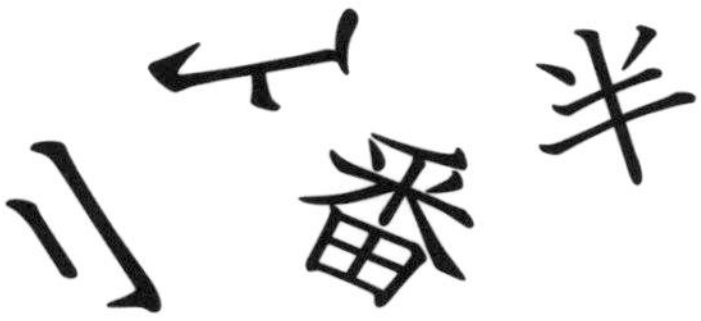

答え

⑤

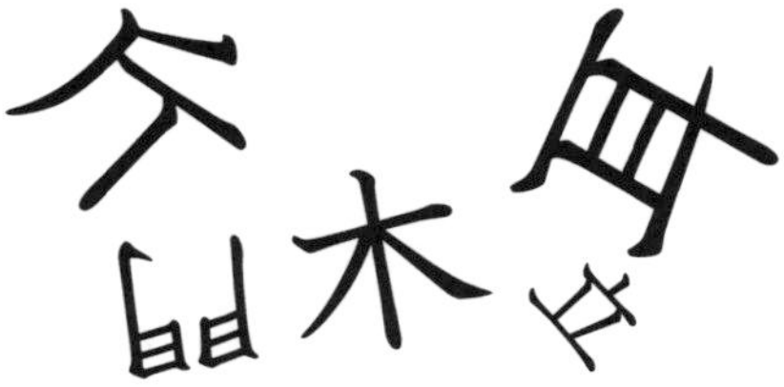

答え

⑥

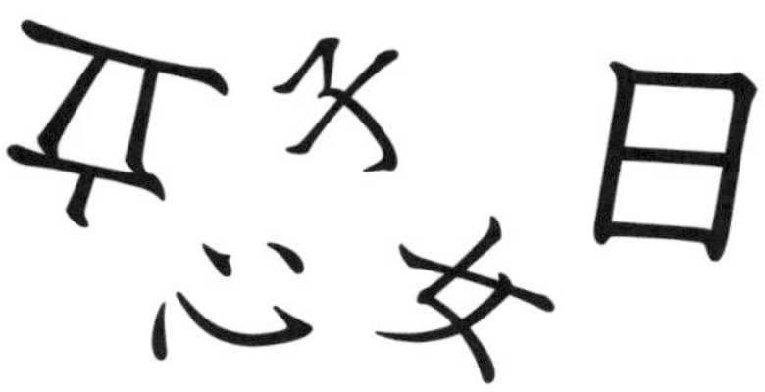

答え

バラバラ漢字⑤

目標タイム 1ページあたり 5分

ルール バラバラになった漢字を組み合わせて言葉を完成させてください。

①

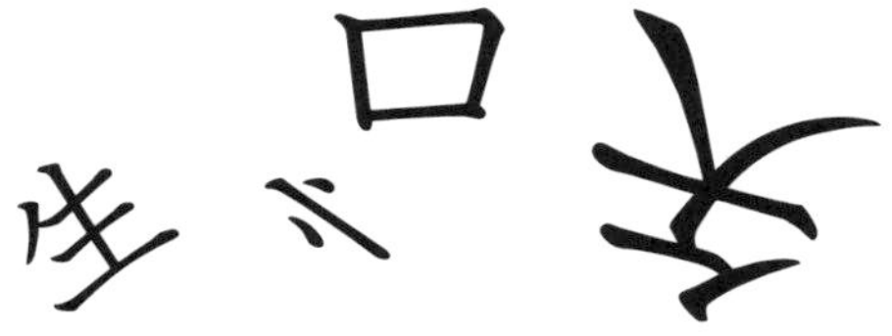

答え

②

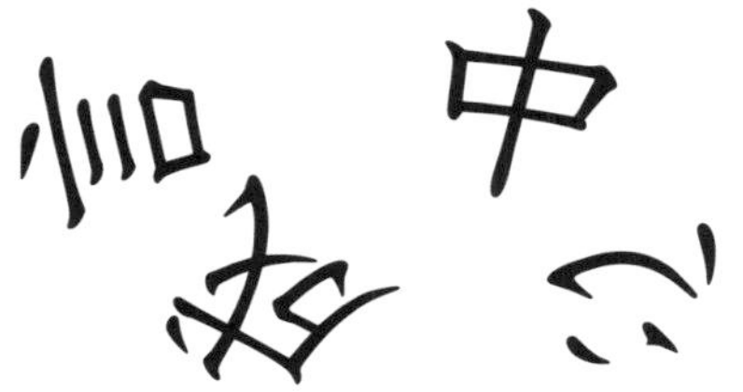

答え

③

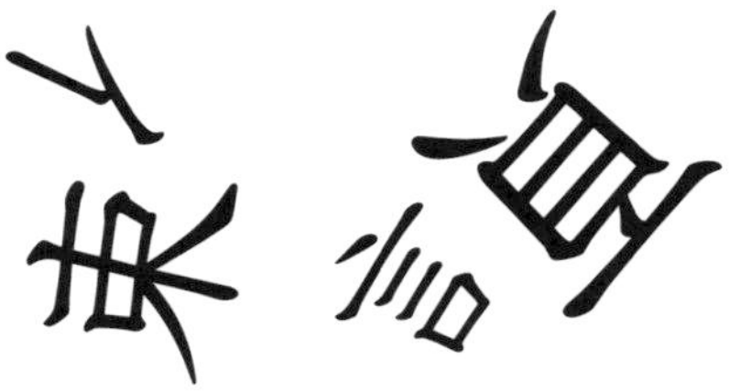

答え

④

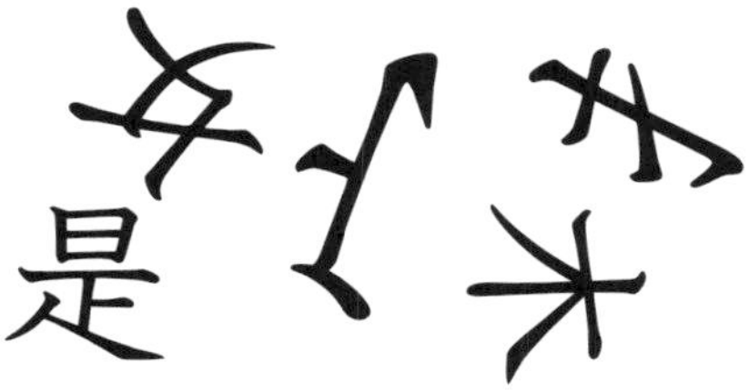

答え

⑤

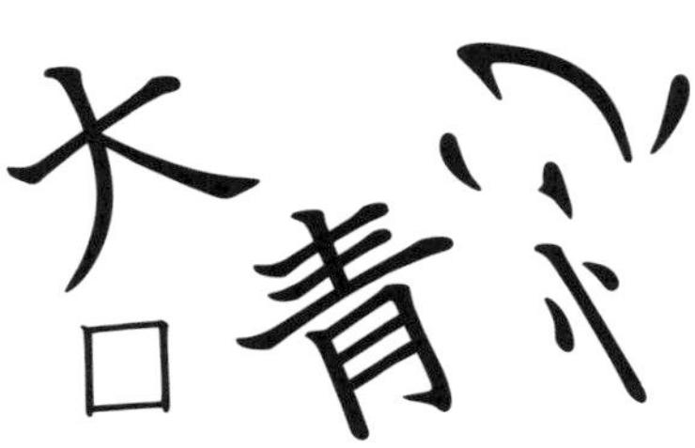

答え

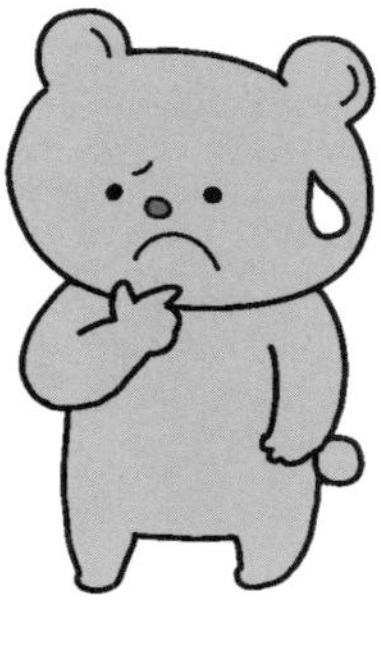

バラバラ漢字⑥

目標タイム 1ページあたり 5分

ルール バラバラになった漢字を組み合わせて言葉を完成させてください。

①

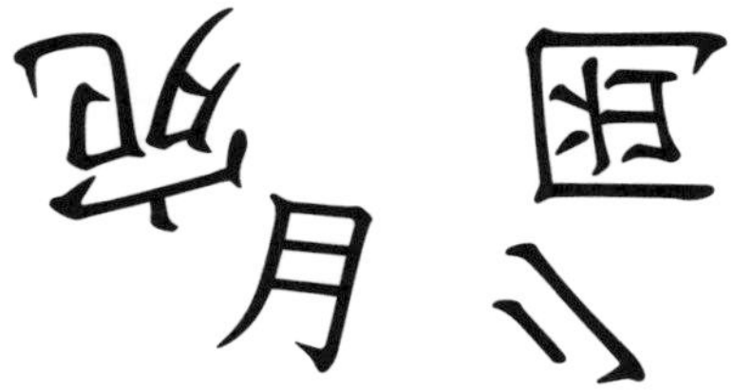

答え

②

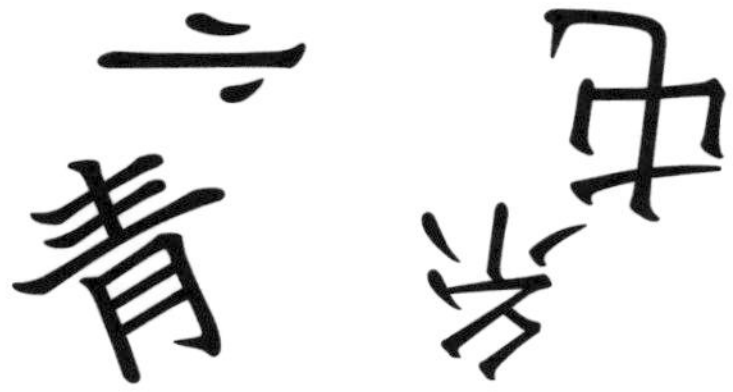

答え

③

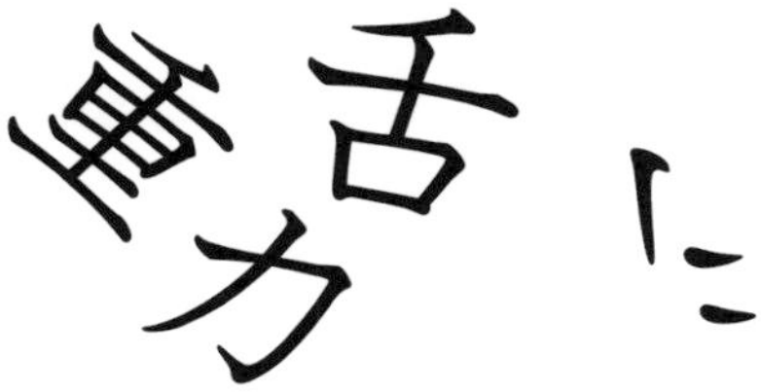

答え

④

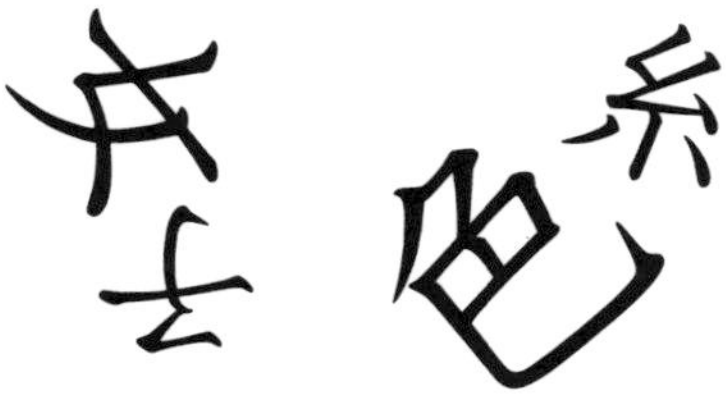

答え

⑤

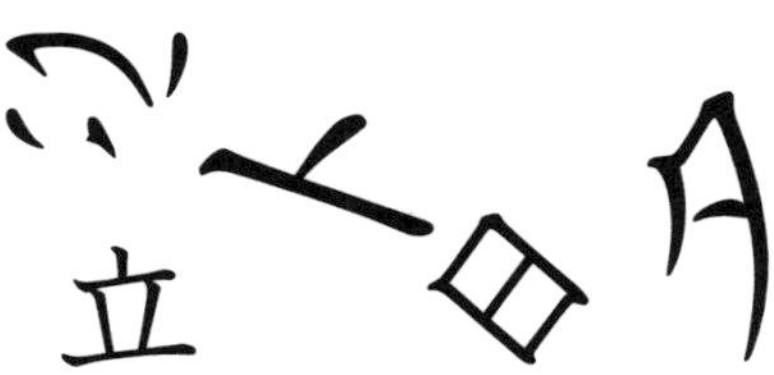

答え

⑥

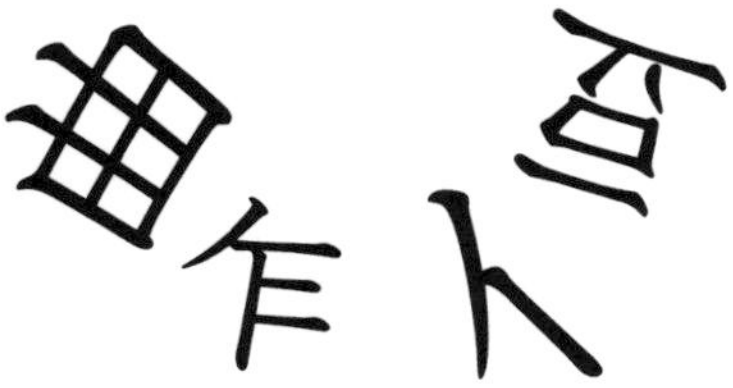

答え

漢字間違い探し①

目標タイム 1ページあたり 3分

ルール 枠の中からひとつだけ異なる漢字を見つけて○をつけてください。

①

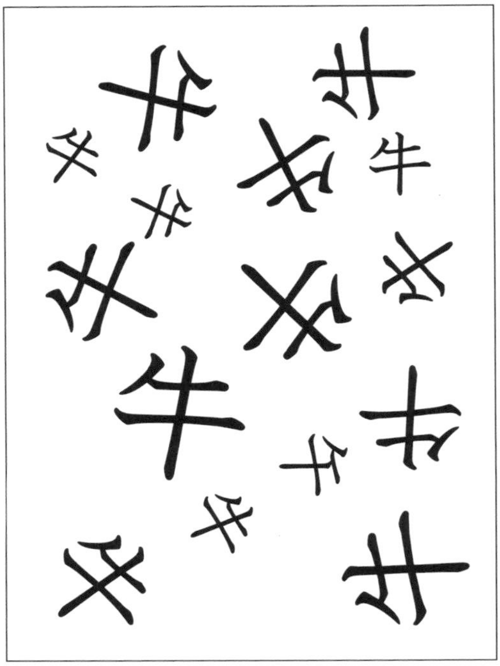

②

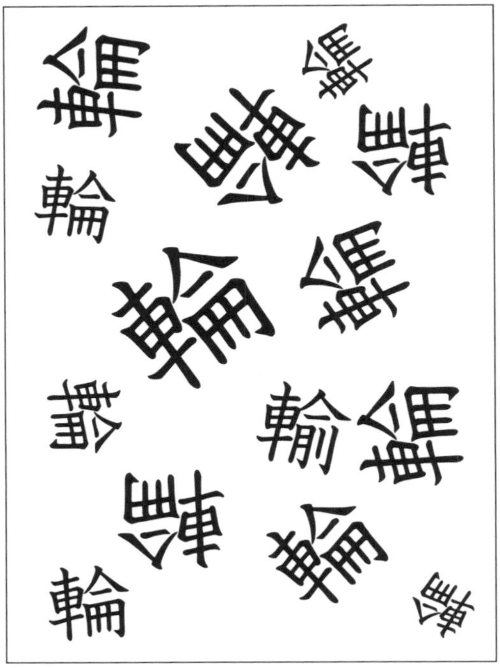

③

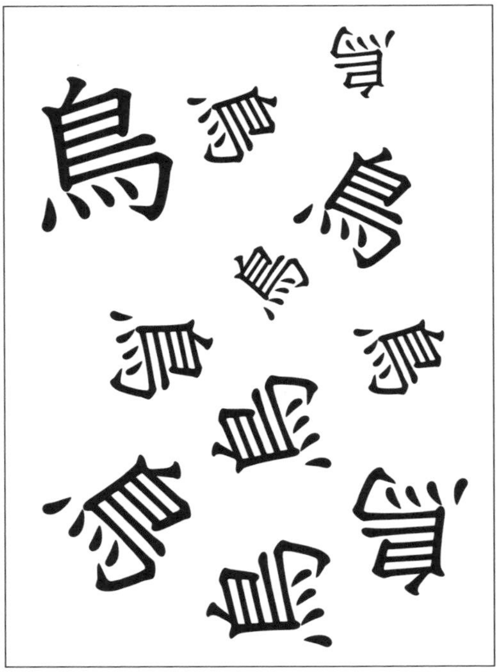

④

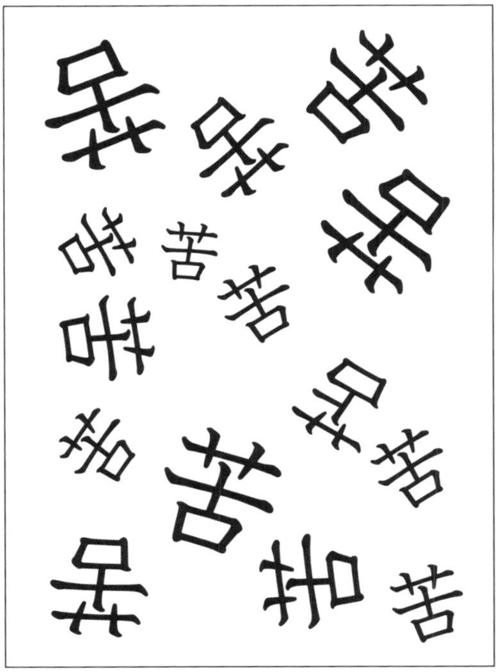

漢字間違い探し②

目標タイム 1ページあたり **3分**

ルール 枠の中からひとつだけ異なる漢字を見つけて○をつけてください。

①

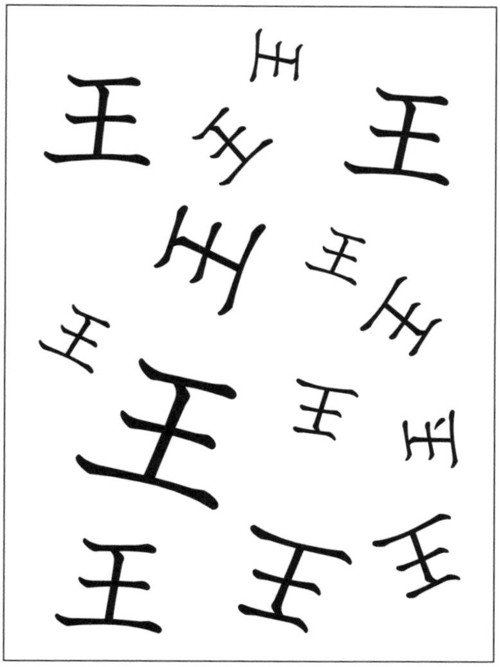

②

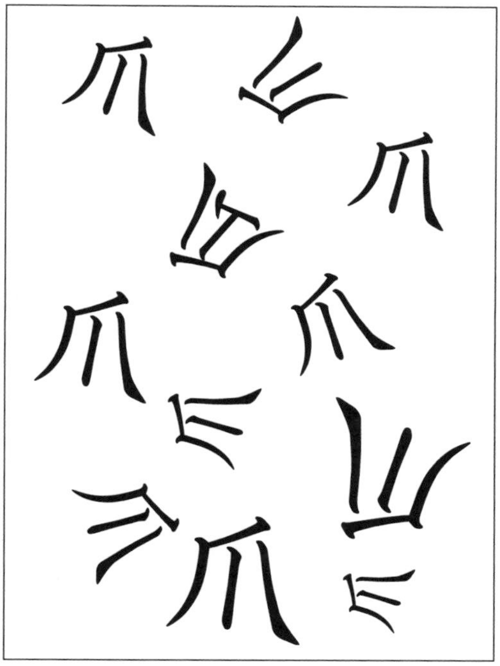

③

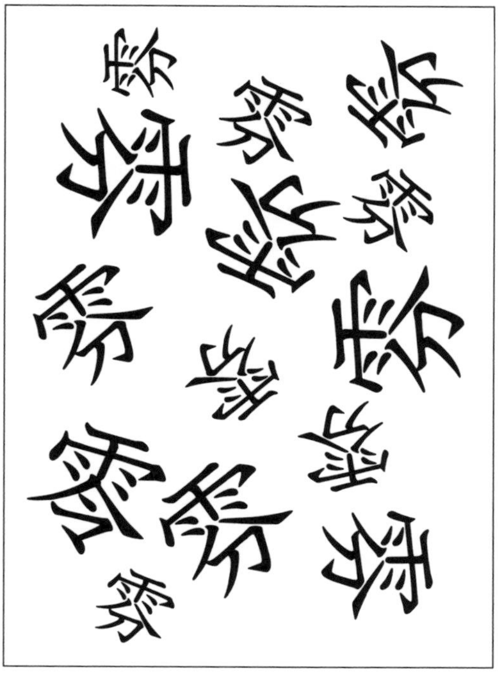

④

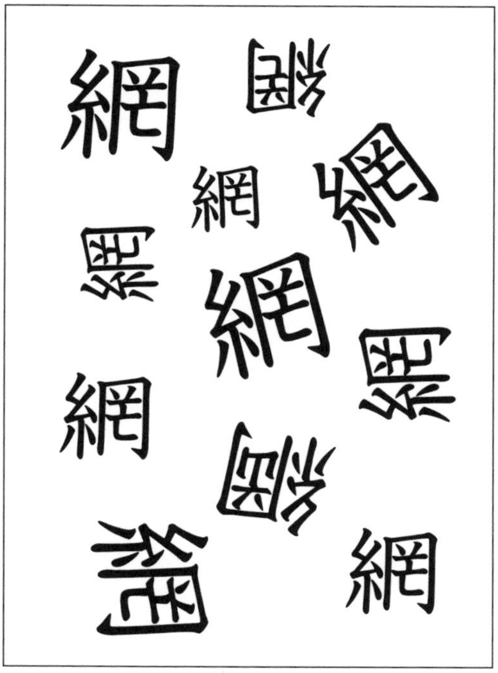

漢字間違い探し③

目標タイム
1ページあたり 3分

ルール 枠の中からひとつだけ異なる漢字を見つけて○をつけてください。

①

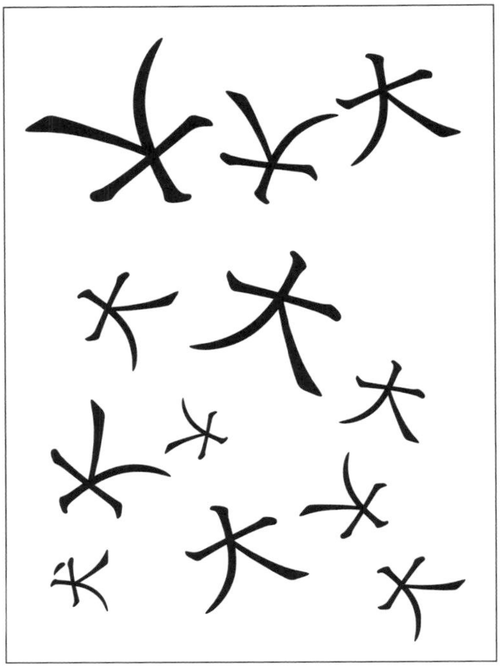

②

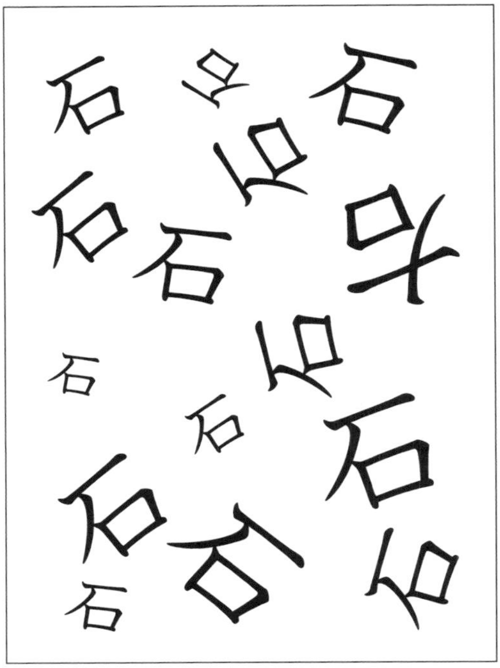

③

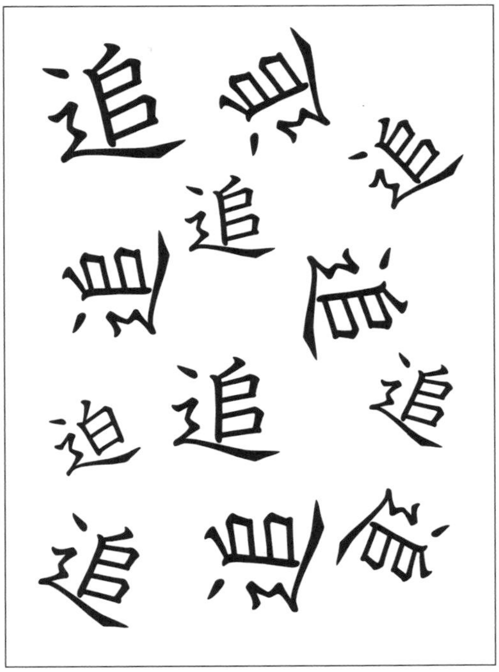

④

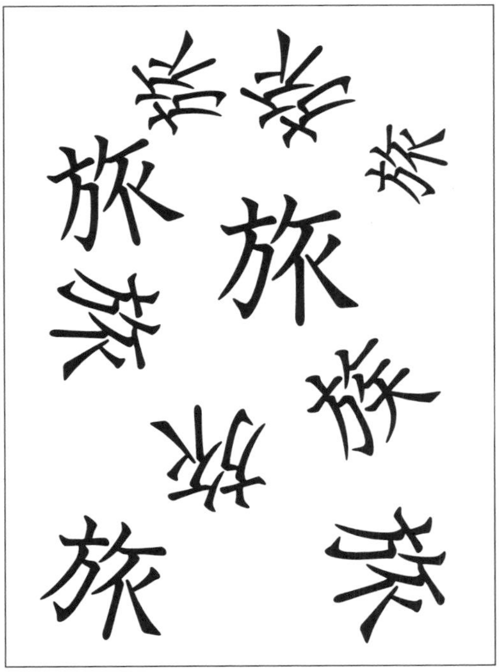

漢字間違い探し④

目標タイム 1ページあたり 3分

ルール 枠の中からひとつだけ異なる漢字を見つけて○をつけてください。

①

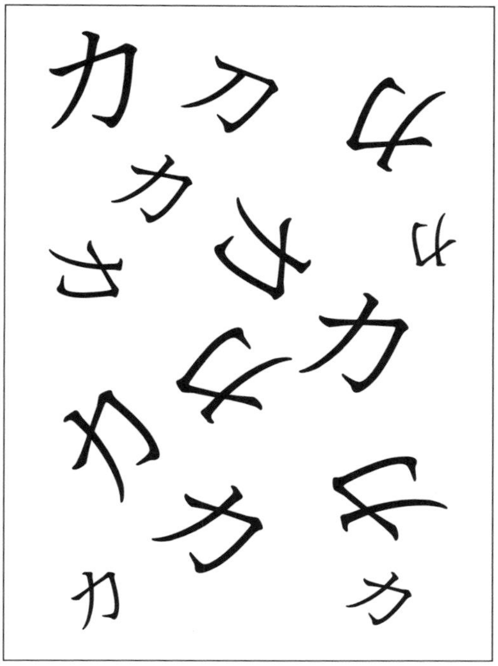

②

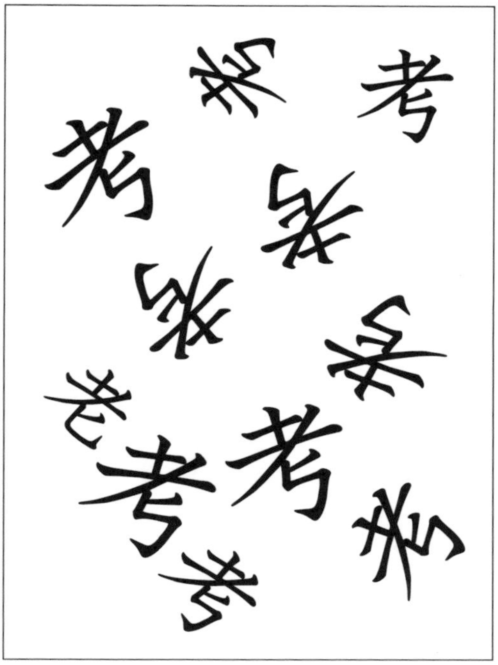

③

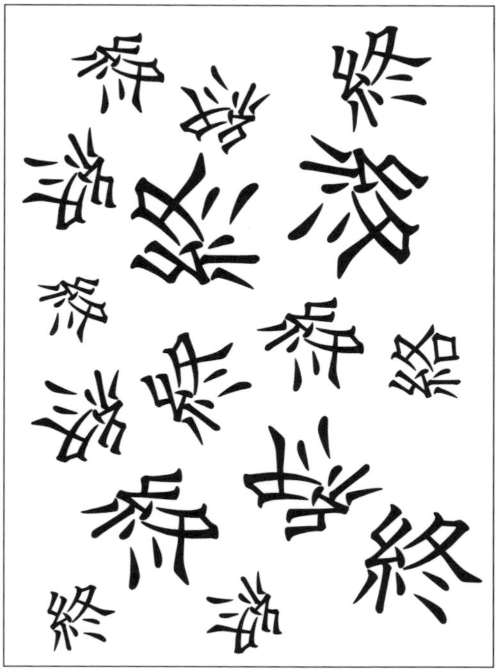

④

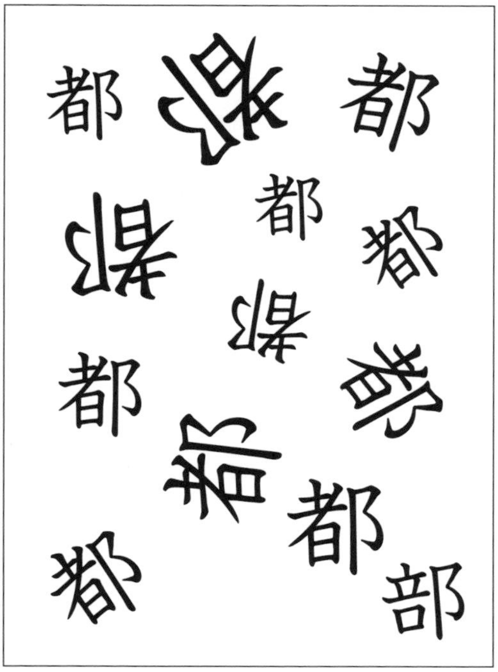

合体漢字①

目標タイム 1ページあたり 5分

ルール 漢字を合体させて熟語をつくってください。

① 重 ＋ 力 ＋ 牛 ＋ 勿 ＝

② 女 ＋ 市 ＋ 女 ＋ 未 ＝

③ 口 ＋ 玉 ＋ 言 ＋ 吾 ＝

④ 口 ＋ 大 ＋ 田 ＋ 木 ＝

⑤ ネ ＋ 谷 ＋ ネ ＋ 畐 ＝

⑥ 女 ＋ 又 ＋ 力 ＋ 力 ＝

⑦ 王 ＋ 里 ＋ 日 ＋ 丨 ＝

⑧ 糸 ＋ 東 ＋ 羽 ＋ 白 ＝

⑨ イ ＋ 中 ＋ 門 ＋ 日 ＝

合体漢字②

目標タイム 1ページあたり 5分

ルール 漢字を合体させて熟語をつくってください。

① 夕 ＋ ト ＋ 亠 ＋ 父 ＝ □

② 亜 ＋ 心 ＋ 辶 ＋ 軍 ＝ □

③ 火 ＋ 尭 ＋ 酉 ＋ 寸 ＝ □

④ 土 ＋ 也 ＋ 王 ＋ 求 ＝ □

⑤ 金 ＋ 真 ＋ 土 ＋ 厂 ＝ □

⑥ 口 ＋ 宣 ＋ 口 ＋ 華 ＝ □

⑦ 石 ＋ 皮 ＋ 木 ＋ 各 ＝ □

⑧ 女 ＋ 少 ＋ 安 ＋ 木 ＝ □

⑨ 大 ＋ 可 ＋ 足 ＋ 亦 ＝ □

合体漢字③

目標タイム 1ページあたり 5分

ルール 漢字を合体させて熟語をつくってください。

① 田 ＋ 共 ＋ 亻 ＋ 列 ＝ □

② 言 ＋ 十 ＋ 氵 ＋ 則 ＝ □

③ 土 ＋ 也 ＋ 雨 ＋ 辰 ＝ □

④ 豆 ＋ 頁 ＋ 疒 ＋ 甬 ＝ □

⑤ 不 ＋ 口 ＋ 言 ＋ 忍 ＝ □

⑥ 氵 ＋ 舌 ＋ 足 ＋ 各 ＝ □

⑦ ネ ＋ 斤 ＋ 原 ＋ 頁 ＝ □

⑧ 矛 ＋ 今 ＋ 扌 ＋ 寺 ＝ □

⑨ 王 ＋ 里 ＋ 尸 ＋ 出 ＝ □

合体漢字④

目標タイム 1ページあたり 5分

ルール 漢字を合体させて熟語をつくってください。

① 工 ＋ 攵 ＋ 宀 ＋ 寸 ＝ □

② 糸 ＋ 従 ＋ 木 ＋ 黄 ＝ □

③ 氵 ＋ 先 ＋ 彦 ＋ 頁 ＝ □

④ 安 ＋ 木 ＋ 夕 ＋ 卜 ＝ □

⑤ 木 ＋ 各 ＋ 糸 ＋ 内 ＝ □

⑥ 宀 ＋ 元 ＋ 貝 ＋ 攵 ＝ □

⑦ 牛 ＋ 義 ＋ 牛 ＋ 生 ＝ □

⑧ 山 ＋ 支 ＋ 足 ＋ 各 ＝ □

⑨ 門 ＋ 音 ＋ 雨 ＋ 云 ＝ □

漢字読み 国①

目標タイム 1ページあたり 3分

ルール 漢字と読み方が一致するものを線で結んでください。

① 亜米利加 •	• カナダ
② 印度 •	• スペイン
③ 加奈陀 •	• ドイツ
④ 新嘉坡 •	• フランス
⑤ 独逸 •	• インド
⑥ 愛蘭土 •	• ブラジル
⑦ 仏蘭西 •	• シンガポール
⑧ 伯剌西爾 •	• アイルランド
⑨ 西班牙 •	• アメリカ

漢字読み 国②

目標タイム 1ページあたり 3分

ルール 漢字と読み方が一致するものを線で結んでください。

① 英吉利	•	•	エジプト
② 越南	•	•	ニュージーランド
③ 諾威	•	•	オーストラリア
④ 瑞西	•	•	ベトナム
⑤ 新西蘭	•	•	トルコ
⑥ 豪州	•	•	ノルウェー
⑦ 泰国	•	•	イギリス
⑧ 土耳古	•	•	スイス
⑨ 埃及	•	•	タイ

漢字読み スポーツ①

目標タイム 1ページあたり 3分

ルール 漢字と読み方が一致するものを線で結んでください。

① 蹴球 ・		・ボウリング
② 排球 ・		・ソフトボール
③ 避球 ・		・バドミントン
④ 羽球 ・		・テニス
⑤ 撞球 ・		・サッカー
⑥ 十柱戯 ・		・ドッジボール
⑦ 塁球 ・		・ビリヤード
⑧ 庭球 ・		・バスケットボール
⑨ 籠球 ・		・バレーボール

漢字読み スポーツ②

目標タイム 1ページあたり 3分

ルール 漢字と読み方が一致するものを線で結んでください。

① 闘球 •	• アーチェリー
② 門球 •	• ベースボール
③ 拳闘 •	• テコンドー
④ 跆拳道 •	• アメフト
⑤ 打球 •	• ボクシング
⑥ 氷球 •	• ラグビー
⑦ 鎧球 •	• アイスホッケー
⑧ 洋弓 •	• ゲートボール
⑨ 野球 •	• ゴルフ

漢字読み 植物①

目標タイム 1ページあたり 3分

ルール 漢字と読み方が一致するものを線で結んでください。

① 向日葵 •	• イチョウ
② 紫陽花 •	• アサガオ
③ 朝顔 •	• ワスレナグサ
④ 土筆 •	• タンポポ
⑤ 勿忘草 •	• コスモス
⑥ 秋桜 •	• ヒマワリ
⑦ 蒲公英 •	• アジサイ
⑧ 公孫樹 •	• ツクシ
⑨ 団栗 •	• ドングリ

漢字読み 植物②

目標タイム 1ページあたり 3分

ルール 漢字と読み方が一致するものを線で結んでください。

① 風信子 •	• オシロイバナ
② 仙人掌 •	• ヒヤシンス
③ 竜胆 •	• ノウゼンカズラ
④ 鳳仙花 •	• ナデシコ
⑤ 菖蒲 •	• ホオズキ
⑥ 撫子 •	• リンドウ
⑦ 凌霄花 •	• サボテン
⑧ 白粉花 •	• アヤメ
⑨ 鬼灯 •	• ホウセンカ

漢字読み 動物①

目標タイム 1ページあたり 3分

ルール 漢字と読み方が一致するものを線で結んでください。

① 狐 •	• コウモリ
② 鼠 •	• キリン
③ 猪 •	• キツネ
④ 麒麟 •	• オットセイ
⑤ 縞馬 •	• リス
⑥ 栗鼠 •	• トナカイ
⑦ 膃肭臍 •	• ネズミ
⑧ 馴鹿 •	• イノシシ
⑨ 蝙蝠 •	• シマウマ

漢字読み 動物②

目標タイム 1ページあたり 3分

ルール 漢字と読み方が一致するものを線で結んでください。

① 海豚	•	•	オオカミ
② 狼	•	•	モグラ
③ 河馬	•	•	ウサギ
④ 海獺	•	•	ラクダ
⑤ 土竜	•	•	カワウソ
⑥ 駱駝	•	•	イルカ
⑦ 兎	•	•	トラ
⑧ 虎	•	•	カバ
⑨ 川獺	•	•	ラッコ

漢字読み 魚①

目標タイム 1ページあたり 3分

ルール 漢字と読み方が一致するものを線で結んでください。

① 鮎	•	•	サケ
② 鮭	•	•	カツオ
③ 鰹	•	•	マグロ
④ 鮃	•	•	シャチ
⑤ 鮪	•	•	ウナギ
⑥ 鰤	•	•	サンマ
⑦ 鰻	•	•	ブリ
⑧ 秋刀魚	•	•	ヒラメ
⑨ 鯱	•	•	アユ

漢字読み 魚②

目標タイム 1ページあたり 3分

ルール 漢字と読み方が一致するものを線で結んでください。

① 河豚 ・	・ トビウオ
② 鯖 ・	・ カレイ
③ 鰈 ・	・ ヤマメ
④ 鯛 ・	・ シシャモ
⑤ 山女魚 ・	・ アンコウ
⑥ 柳葉魚 ・	・ マンボウ
⑦ 翻車魚 ・	・ サバ
⑧ 鮟鱇 ・	・ フグ
⑨ 飛魚 ・	・ タイ

漢字読み 虫①

目標タイム 1ページあたり 3分

ルール 漢字と読み方が一致するものを線で結んでください。

① 蚊	•	•	ミミズ
② 蝉	•	•	モンシロチョウ
③ 蜂	•	•	バッタ
④ 蜘蛛	•	•	ホタル
⑤ 蛍	•	•	セミ
⑥ 紋白蝶	•	•	トンボ
⑦ 蜻蛉	•	•	クモ
⑧ 飛蝗	•	•	カ
⑨ 蚯蚓	•	•	ハチ

漢字読み 虫②

目標タイム 1ページあたり 3分

ルール 漢字と読み方が一致するものを線で結んでください。

① 馬大頭 ・	・ テントウムシ
② 蓑虫 ・	・ カメムシ
③ 揚羽蝶 ・	・ カゲロウ
④ 椿象 ・	・ コオロギ
⑤ 玉虫 ・	・ オニヤンマ
⑥ 蜉蝣 ・	・ ミノムシ
⑦ 蚕 ・	・ アゲハチョウ
⑧ 天道虫 ・	・ カイコ
⑨ 蟋蟀 ・	・ タマムシ

対義語クイズ①

目標タイム 1ページあたり 3分

ルール 当てはまる対義語を入れてください。

① マエ ⟺ □□□

② カタイ ⟺ □□□□□

③ ノボル ⟺ □□□

④ オソイ ⟺ □□□

⑤ オオキイ ⟺ □□□□

⑥ フツウ ⟺ □□□□

⑦ ブンレツ ⟺ □□□□

⑧ アタラシイ ⟺ □□□

⑨ ヘイサ ⟺ □□□□

対義語クイズ②

目標タイム 1ページあたり 3分

ルール 当てはまる対義語を入れてください。

① カタミチ ⟺ □□□□

② シュビ ⟺ □□□□

③ ショウヒ ⟺ □□□□

④ ゾウカ ⟺ □□□□□

⑤ シンミツ ⟺ □□□

⑥ テンネン ⟺ □□□□

⑦ ハイボク ⟺ □□□□

⑧ アナドル ⟺ □□□□

⑨ イッパン ⟺ □□□□

四字熟語穴埋め①

目標タイム 1ページあたり 5分

ルール 1文字を埋めて、四文字熟語を完成させてください。

① 一□専心

② 以心□心

③ 一石□鳥

④ 文□両道

⑤ 一□一会

⑥ 自□自足

⑦ 順□満帆

⑧ 士□工商

⑨ 風□火山

⑩ □行無常

⑪ 比□連理

⑫ 呉□同舟

⑬ □面楚歌

⑭ 天衣無□

⑮ 悪□雑言

⑯ 異口□音

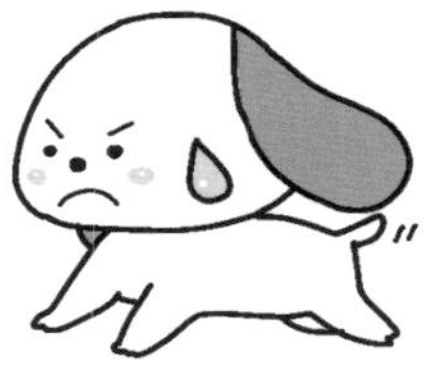

四字熟語穴埋め②

目標タイム 1ページあたり　5分

ルール　1文字を埋めて、四文字熟語を完成させてください。

① 起死□生

② 喜怒□楽

③ 単□直入

④ 自□自賛

⑤ 大□晩成

⑥ 晴□雨読

⑦ 温□知新

⑧ 前□未到

⑨ 花□風月

⑩ 一□托生

⑪ □磋琢磨

⑫ 唯一□二

⑬ 疑心□鬼

⑭ □飲馬食

⑮ 我□引水

⑯ □往左往

⑰ 三□一体

⑱ 千□一遇

四字熟語穴埋め③

目標タイム 1ページあたり 5分

ルール 1文字を埋めて、四文字熟語を完成させてください。

① 危機一□

② 公□正大

③ 自□自得

④ 弱□強食

⑤ 優柔□断

⑥ 神□鬼没

⑦ 粉□砕身

⑧ 栄□盛衰

⑨ 満身□痍

⑩ 大同小□

⑪ 猪突猛□

⑫ 馬耳□風

⑬ 画□点睛

⑭ 行□流水

⑮ 泰然自□

⑯ 本末□倒

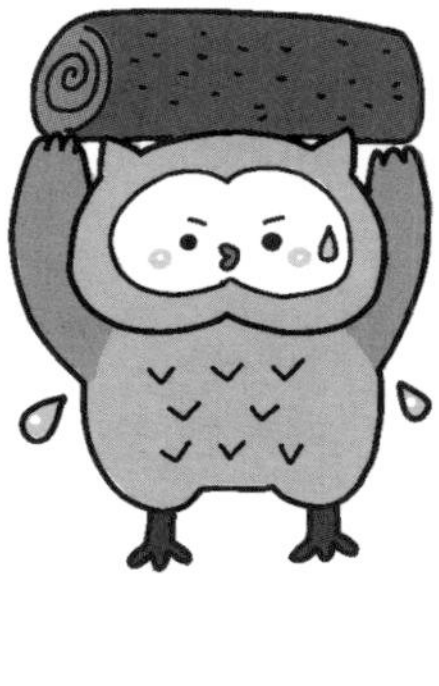

四字熟語穴埋め④

目標タイム 1ページあたり 5分

ルール 1文字を埋めて、四文字熟語を完成させてください。

①	一□千秋			②	一刻□金
③	質□剛健			④	温□篤実
⑤	責任転□			⑥	空前□後
⑦	絶□絶命			⑧	八□美人
⑨	明□止水			⑩	波乱万□
⑪	森□万象			⑫	東□西走
⑬	因果□報			⑭	唯我独□
⑮	虎□眈々			⑯	直□骨鯁
⑰	快刀□麻			⑱	才色兼□

画数かぞえ計算①

目標タイム　1ページあたり　3分

ルール　漢字の画数を足したり引いたりした数を□の中に入れてください。

① 子 ＋ 小 ＋ 川 ＝ □

3　3　3

② 出 ＋ 月 － 円 ＝ □

③ 生 ＋ 人 ＋ 不 ＋ 水 ＝ □

④ 犬 ＋ 文 ＋ 山 ＋ 土 ＝ □

⑤ 再 ＋ 生 ＋ 鳥 － 祝 ＝ □

⑥ 下 ＋ 上 ＋ 北 ＋ 南 ＝ □

画数かぞえ計算②

目標タイム 1ページあたり 3分

ルール 漢字の画数を足したり引いたりした数を□の中に入れてください。

① 丁 ＋ 川 ＋ 人 ＝ □

2　3　2

② 正 ＋ 天 － 生 ＝ □

③ 会 ＋ 木 ＋ 日 ＋ 主 ＝ □

④ 犬 ＋ 氷 ＋ 刀 ＋ 衣 ＝ □

⑤ 玉 ＋ 王 － 気 ＋ 雲 ＝ □

⑥ 山 ＋ 頭 ＋ 火 － 種 ＝ □

画数かぞえ計算③

目標タイム 1ページあたり 3分

ルール 漢字の画数を足したり引いたりした数を□の中に入れてください。

① 口 ＋ 丸 ＋ 人 ＝ □

3　3　2

② 夕 ＋ 方 － 日 ＝ □

③ 牛 ＋ 目 ＋ 中 ＋ 丸 ＝ □

④ 水 ＋ 中 ＋ 月 ＋ 永 ＝ □

⑤ 東 ＋ 決 ＋ 西 － 戦 ＝ □

⑥ 古 ＋ 早 － 友 ＋ 雨 ＝ □

画数かぞえ計算④

目標タイム 1ページあたり 3分

ルール 漢字の画数を足したり引いたりした数を□の中に入れてください。

① 川 ＋ 刀 ＋ 土 ＝ □

3　2　3

② 土 ＋ 山 － 井 ＝ □

③ 世 ＋ 仏 ＋ 友 ＋ 才 ＝ □

④ 虫 ＋ 冬 ＋ 久 ＋ 見 ＝ □

⑤ 風 ＋ 花 － 雪 ＋ 月 ＝ □

⑥ 米 ＋ 飯 ＋ 要 － 腹 ＝ □

漢字点つなぎ①

目標タイム 1ページあたり 5分

ルール 点をつないで、何の漢字か当ててください。

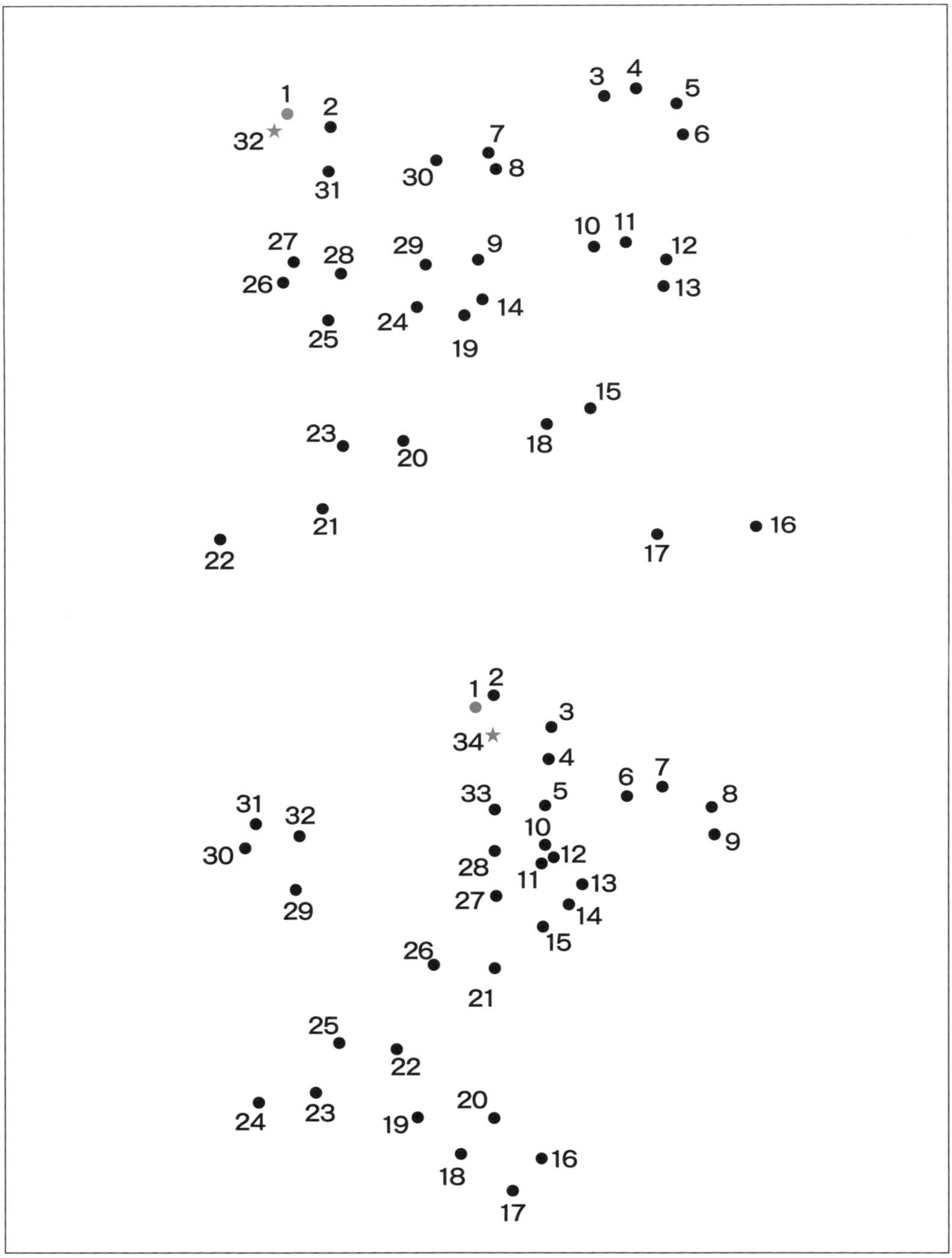

答え

漢字点つなぎ②

目標タイム
1ページあたり　5分

ルール　点をつないで、何の漢字か当ててください。

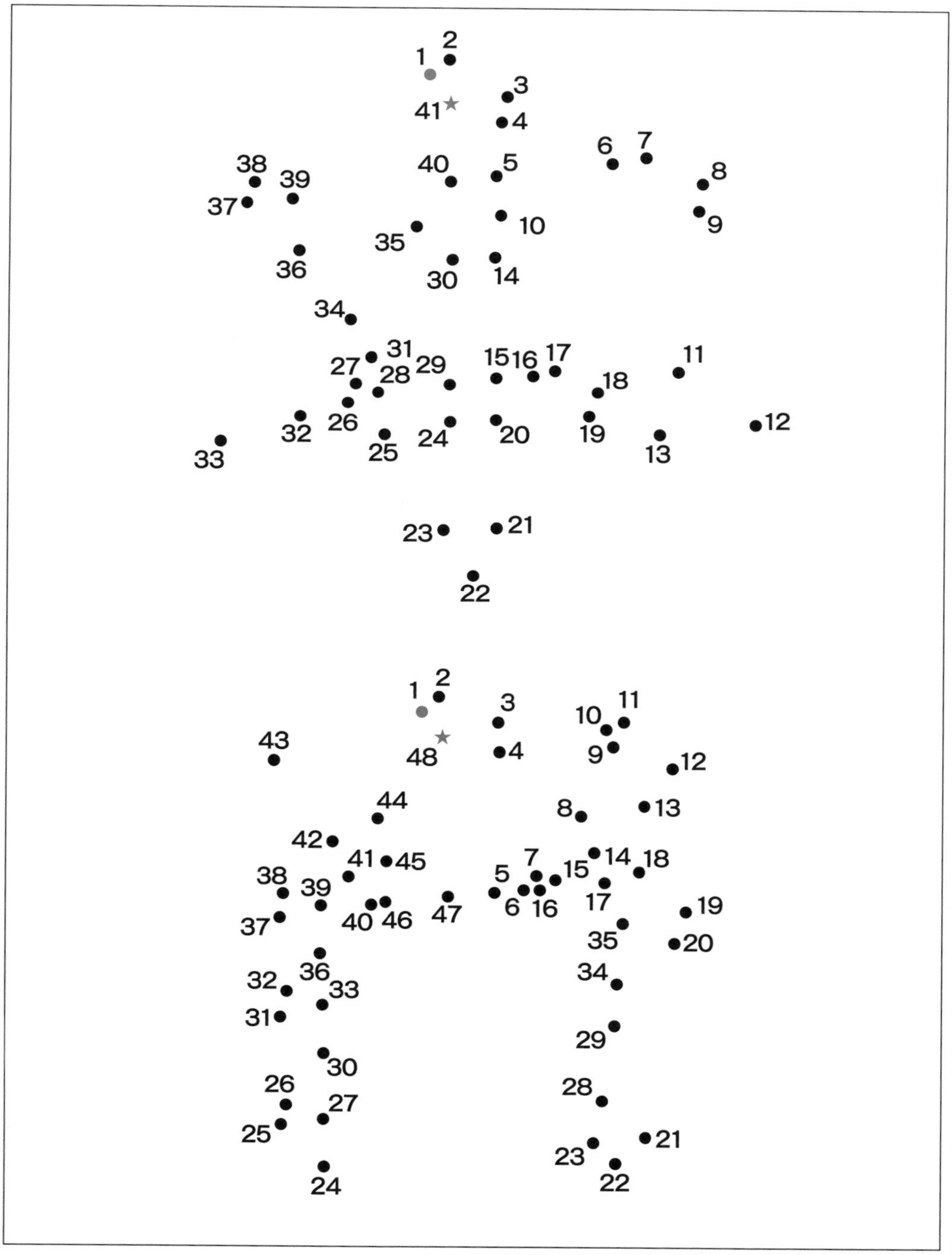

答え

漢字点つなぎ③

目標タイム　1ページあたり　5分

ルール 点をつないで、何の漢字か当ててください。

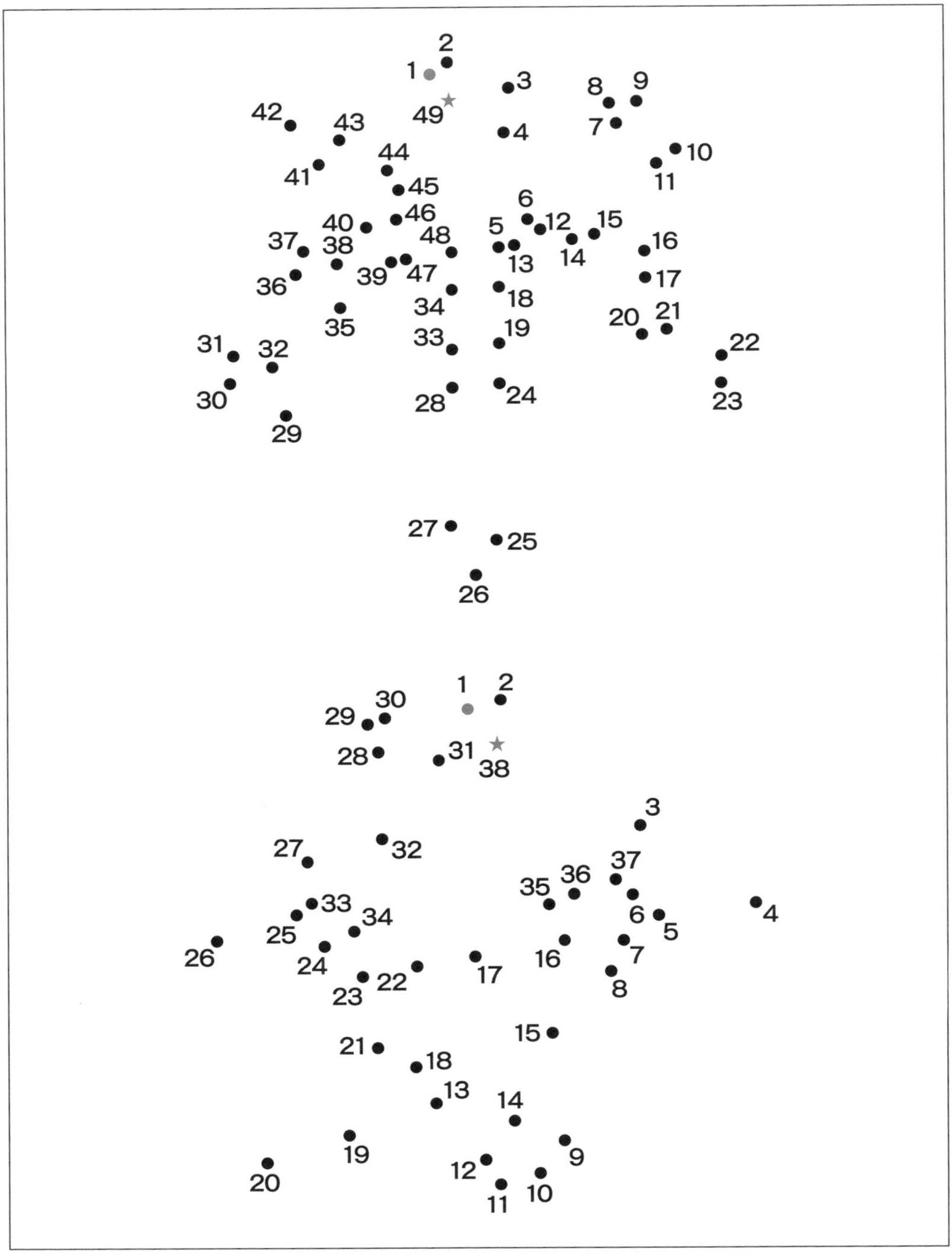

答え

漢字点つなぎ④

目標タイム 1ページあたり 5分

ルール 点をつないで、何の漢字か当ててください。

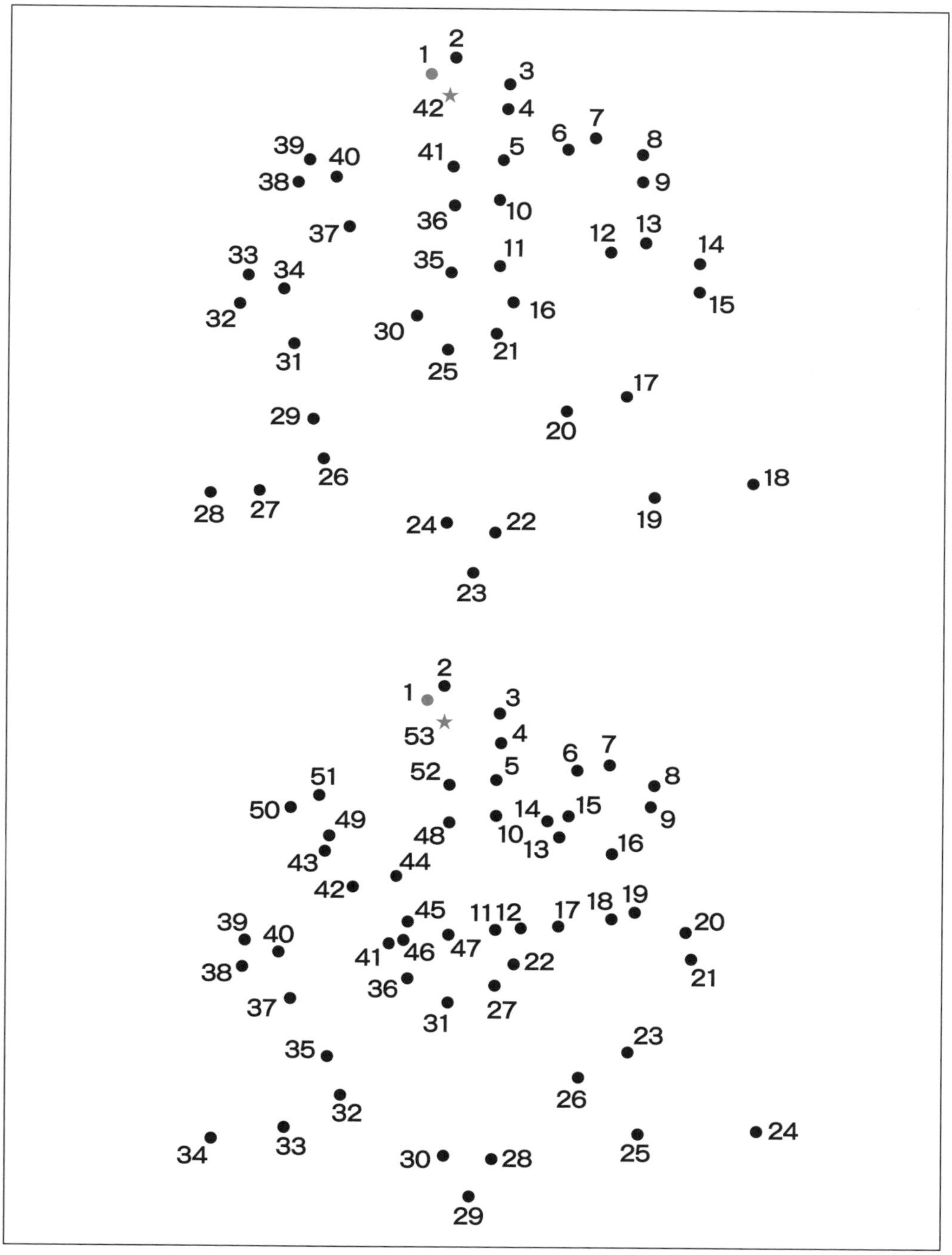

答え

漢字点つなぎ⑤

目標タイム 1ページあたり 5分

ルール 点をつないで、何の漢字か当ててください。

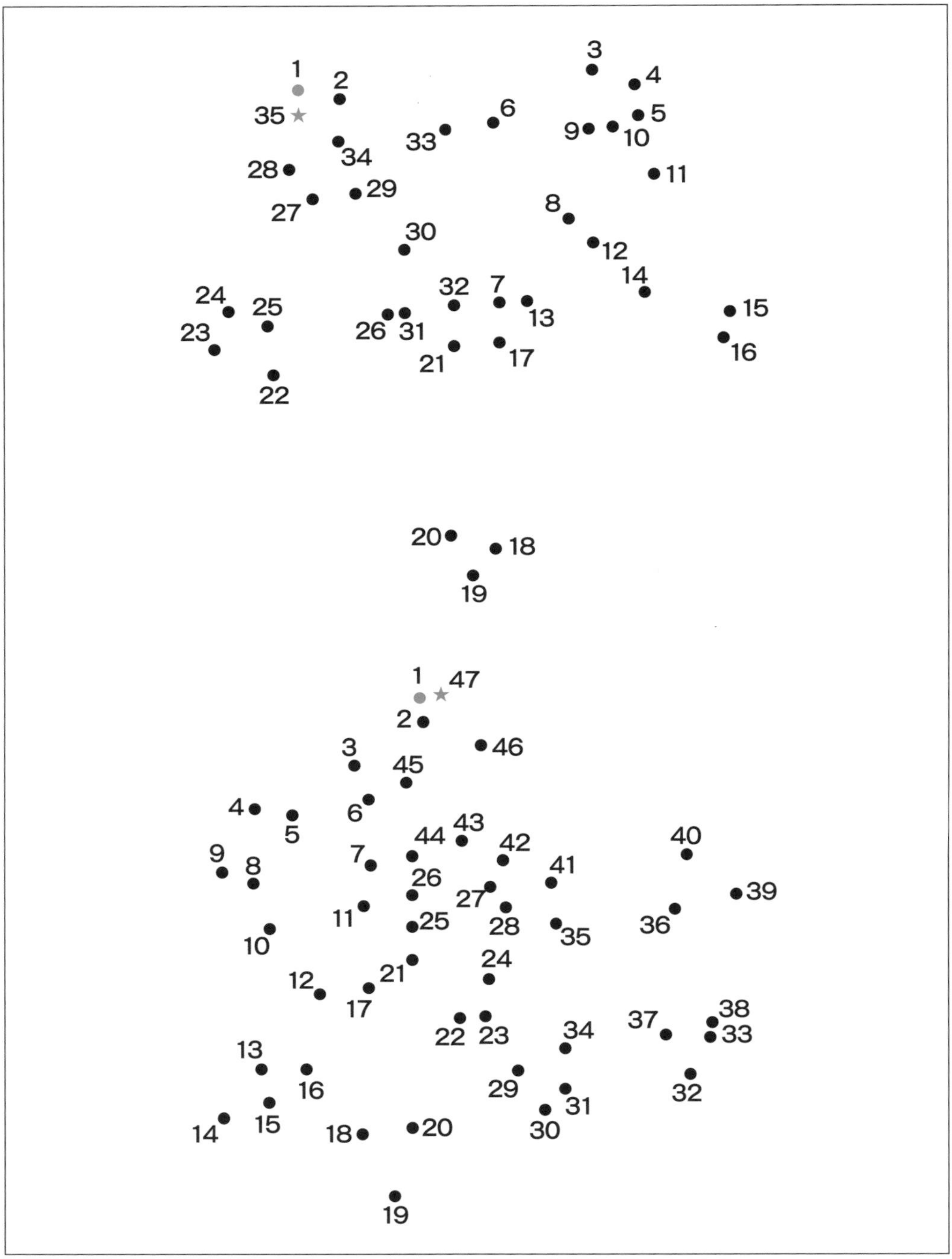

答え

解答

一部をのぞいたページの解答を掲載しています。
どのくらい問題が解けたか確認しましょう。

PART 1
色・形の脳トレ&クイズ

P8〜11　色読みトレーニング

解答は省略します。

P12　絵柄あてクイズ①

①イヌ　②イルカ　③ネコ　④ウマ　⑤クマ　⑥キンギョ

P13　絵柄あてクイズ②

①ハンバーガー　②肉じゃが　③そば　④すし　⑤オムライス　⑥ピザ

P14　絵柄あてクイズ③

①東京タワー　②浅草寺の雷門　③鹿苑寺の舎利殿(金閣寺)　④姫路城　⑤東京スカイツリー

P15　絵柄あてクイズ④

①サッカー　②野球　③バスケットボール　④スキー　⑤剣道　⑥バレーボール

P16　都道府県クイズ①

①広島県　②滋賀県　③新潟県　④鳥取県

P17　都道府県クイズ②

①福井県　②愛知県　③東京都　④青森県　⑤高知県　⑥北海道

P18　シルエットクイズ①

①医者　②消防士　③警察官　④シェフ(調理師)　⑤アイドル(歌手)　⑥画家

P19　シルエットクイズ②

①金太郎　②人魚姫　③鶴の恩返し　④桃太郎　⑤浦島太郎

P20　シルエットクイズ③

①水泳　②バドミントン　③ゴルフ　④相撲　⑤卓球　⑥フィギュアスケート

P21　シルエットクイズ④

①クリスマス　②正月　③ひな祭り　④節分　⑤七夕　⑥端午の節句

P22　図形間違い探し①

①い　②え　③あ　④う

P23　図形間違い探し②

①う　②あ　③え　④い

P24　図形間違い探し③

①い　②あ　③い　④え

P25　図形間違い探し④

①え　②う　③あ　④う

P26〜30　対称図形描き

P138〜139に解答を掲載しています。

PART 2
言葉の脳トレ&クイズ

P32〜35　順番指さし

解答は省略します。

P36　しりとり①

①スイカ　②ワカメ　③ジザケ　④コアラ　⑤カッパ　⑥ロシア　⑦スズメ　⑧オセチ　⑨ビール

P37　しりとり②

①リンゴ　②ツミキ(ツバキ)　③ビーズ　④バブル　⑤ドイツ　⑥ケイコ　⑦シジミ　⑧グラス　⑨ウチワ(ウキワ)

P38　しりとり③

①チクワ　②マクラ(マニラ)　③カツオ(カカオ)　④クイズ　⑤カルタ　⑥エノグ　⑦トウフ　⑧ススキ　⑨ミルク

P39　しりとり④

①ミミズ　②インド　③トマト　④ドミノ　⑤タンボ　⑥ダルマ　⑦ユノミ　⑧キコリ　⑨テガミ

P40　しりとり⑤

①クジラ　②ギンガ　③リング　④ツクシ　⑤シーツ　⑥ミズナ　⑦アブラ　⑧インコ　⑨ラッパ

P41　しりとり⑥

①マユゲ　②ケモノ　③ケイジ(ケンジ)　④バサシ　⑤キアツ　⑥フタゴ(フイゴ)　⑦ホノオ　⑧ゴーヤ　⑨ミゾレ

P42　しりとり⑦

①デンキ　②スープ　③ラムネ　④ウルシ　⑤ソーダ　⑥タラコ(タイコ)　⑦リキシ　⑧ジゾウ　⑨ギャグ

P43　しりとり⑧

①クスリ　②イカダ　③メンマ　④ラッパ　⑤ナゴヤ　⑥フスマ　⑦ロウカ　⑧カガミ　⑨ビデオ

P44　並び替え①

①ラムネ　②ゾウリ　③アイス　④ベルト　⑤ツクエ　⑥グンマ　⑦サソリ　⑧スミソ　⑨メガネ　⑩デジタル　⑪ヨーグルト

P45　並び替え②

①ノレン　②ウチワ　③アワビ　④ダガシ　⑤ザクロ　⑥イルカ　⑦ハイイロ　⑧ロテンブロ　⑨モノサシ　⑩トウガラシ

P46　並び替え③

①ハサミ　②シモン　③サクラ　④カガミ　⑤ウサギ　⑥テンキ　⑦パンダ　⑧イナカ　⑨ナメコ　⑩デンタク　⑪レントゲン

P47　並び替え④

①サンゴ　②シラス　③タマゴ　④スモウ　⑤ダルマ　⑥イチバ　⑦ナスビ　⑧コハク　⑨ウルシ　⑩マーガリン

P48　並び替え⑤

①モミジ　②サシミ　③プリン　④ゴウウ　⑤タイヤ　⑥サイフ　⑦タンポポ　⑧アジサイ　⑨ヒコウキ　⑩レイゾウコ

P49　並び替え⑥

①ジモト　②テレビ　③シラガ　④ミドリ　⑤レイワ　⑥ギンコウ　⑦コウエン　⑧コユビ　⑨ゴマダンゴ

P50　並び替え⑦

①アズキ　②ムカデ　③ブドウ　④クモリ　⑤ヘイワ　⑥ノバラ　⑦モウショ　⑧ミナトマチ　⑨オテダマ　⑩キリギリス

P51　並び替え⑧

①ヌリエ　②チカラ　③ヒラメ　④ユウヒ　⑤ケムリ　⑥ヒツジ　⑦ニワトリ　⑧メンボウ　⑨ペリカン　⑩チョウチン

P52　穴埋め①

①カ　②ネ　③ネ　④ン　⑤ム　⑥シ　⑦イ　⑧ン　⑨ウ、ン　⑩モ、チ　⑪キ、ネ　⑫ツ、メ　⑬リ、シ、コ

P53　穴埋め②

①ミ　②カ　③ワ　④フ　⑤ン、ョ　⑥シ、カ　⑦カ、キ　⑧イ、ワ　⑨イ、カ　⑩ス、ガ　⑪ル、ウ　⑫イ、キ、ン　⑬ウ、ョ、ス、ツ

P54　穴埋め③

①ア　②ン　③バ　④オ　⑤ナ　⑥ツ　⑦シ　⑧イ　⑨ン　⑩ソ、ヤ　⑪ク、ン　⑫キ、ケ　⑬ロ、ク　⑭ン、シ、ク

P55　穴埋め④

①ア　②ロ　③タ　④ュ　⑤ン　⑥ミ、キ　⑦ン、ュ　⑧イ、ン　⑨シ、バ　⑩ダ　⑪ン、ク　⑫ポ　⑬ェ、コ　⑭ソ、ン、タ　⑮チ、ヤ、ジ

P56　穴埋め⑤

①ラ　②ル　③ラ　④ノ　⑤ミ　⑥ヒ　⑦ン　⑧ラ　⑨イ　⑩イ、ト　⑪ト、ケ　⑫イ、セ　⑬イ、コ　⑭ン、ョ、ザ

P57　穴埋め⑥

①ク　②ガ　③イ　④ム　⑤ヅ　⑥ウ、ョ　⑦チ、ウ　⑧マ、ガ　⑨ン、イ　⑩イ、ケ　⑪ナ、ト、ヨ　⑫デ、ン、ド　⑬ス、ド、リ

P58　ない文字探し①

い

P59　ない文字探し②

え、よ

P60　ない文字探し③

チ

P61　ない文字探し④

オ、ミ

P62～67　言葉見つけ

P140に解答を掲載しています。

P68　思い浮かべ①

①バナナ、タクアン、レモン、トウモロコシ、カズノコ、チーズ、メンなど
②アリ、アメンボ、アメ、アサガオ、アシ、アマザケ、アラレなど
③アメリカ、フランス、イタリア、韓国、イギリス、ベトナム、オランダなど
④サツマイモ、ナス、サンマ、シイタケ、マツタケ、クリ、カキ、ナシなど

P69　思い浮かべ②

①リンゴ、トマト、イチゴ、マグロ、ウメボシ、イクラ、キムチなど
②サクラ、タンポポ、ナズナ、スミレ、ハルジオン、チューリップ、ナノハナなど
③イヌ、ネコ、ウマ、ウシ、ヤギ、トラなど
④花火、浴衣、かき氷、スイカ割り、セミ、風鈴、扇風機など

P70　思い浮かべ③

①一石二鳥、切磋琢磨、四面楚歌、三位一体、天衣無縫、危機一髪、呉越同舟など
②寿司、お好み焼き、そば、天ぷら、みそ汁、すき焼き、しゃぶしゃぶなど
③どら焼き、団子、たい焼き、せんべい、わらび餅、大福、ようかんなど
④元日、春分の日、海の日、文化の日、敬老の日、勤労感謝の日など

P71　思い浮かべ④

①エンピツ、消しゴム、定規、修正テープ、ペン、ハサミ、ホッチキスなど
②キャベツ、レタス、キュウリ、ピーマン、ブロッコリー、ホウレンソウなど
③正月、大掃除、お年玉、鏡餅、クリスマス、ストーブ、雪など
④サッカー、野球、バレーボール、テニス、卓球、ゴルフなど

P72　思い浮かべ⑤

①織田信長、真田幸村、豊臣秀吉、徳川家康、伊達政宗など
②マイタケ、マツタケ、シイタケ、シメジ、エノ

キタケ、エリンギ、ナメコなど
③ウグイス、メジロ、シジュウカラ、ムクドリ、スズメ、カラス、ハト、ツバメなど
④チーズ、バター、ヨーグルト、アイスクリーム、練乳、乳酸菌飲料など

P73　思い浮かべ⑥

①桃太郎、浦島太郎、一寸法師、さるかに合戦、金太郎など
②ハンバーグ、オムライス、カレーライス、ピザ、グラタン、エビフライ、ナポリタンなど
③伊藤博文、大隈重信、桂太郎、吉田茂、田中角栄、小泉純一郎、安倍晋三など
④イルカ、サメ、シャチ、カニ、カメ、クジラ、クラゲなど

P74　ひらがな計算①

①14　②20　③8　④5　⑤11　⑥8

P75　ひらがな計算②

①33　②50　③20　④6　⑤11　⑥9

P76　ひらがな計算③

①19　②12　③25　④8　⑤13　⑥33

P77　ひらがな計算④

①16　②30　③13　④9　⑤23　⑥3

P78　ひらがな計算⑤

①17　②43　③72　④6　⑤56　⑥6

P79　ひらがな計算⑥

①44　②58　③24　④6　⑤52　⑥9

P80　数え方クイズ①

①尾　②羽　③脚　④台　⑤杯　⑥玉　⑦連（把、束）　⑧腹　⑨斤

P81　数え方クイズ②

①房　②足　③句　④畳　⑤滴　⑥貫　⑦組（双）　⑧輪　⑨基

P82　名産品クイズ①

①㋐　②㋕　③㋓　④㋖　⑤㋗　⑥㋘

P83　名産品クイズ②

①㋕　②㋑　③㋗　④㋔　⑤㋖　⑥㋓

P84　偉人名クイズ①

①㋒　②㋗　③㋐　④㋔　⑤㋖　⑥㋘

P85　偉人名クイズ②

①㋒　②㋑　③㋐　④㋕　⑤㋔　⑥㋓

P86　クロスワード①

①ナ　②ン　③ガ　④ウ　⑤カ　⑥ガ　⑦イ　⑧ジ

P87　クロスワード②

①ワ　②ク　③リ　④テ　⑤カ　⑥ス　⑦ヤ　⑧タ　⑨ハ

P88　クロスワード③

①オ　②ク　③ン　④ク　⑤ブ　⑥サ　⑦ケ　⑧バ

PART 3
漢字の脳トレ＆クイズ

P90　バラバラ漢字①

①椅子　②禁句　③拷問　④時給　⑤扇子　⑥醤油

P91　バラバラ漢字②

①茨城　②信念　③雷鳴　④絵柄　⑤希望　⑥始動

P92　バラバラ漢字③

①外聞　②完結　③許容　④訓練　⑤堅物

P93　バラバラ漢字④

①吟味　②練習　③調和　④審判　⑤新聞　⑥好意

P94　バラバラ漢字⑤

①知性　②忠誠　③信頼　④提案　⑤恩情

P95　バラバラ漢字⑥

①剛腕　②純情　③活動　④絶好　⑤意外　⑥豊作

P96～99　漢字間違い探し

P141～142に解答を掲載しています。

P100　合体漢字①

①動物　②姉妹　③国語　④因果　⑤裕福　⑥努力　⑦理由　⑧練習　⑨仲間

P101　合体漢字②

①外交　②悪運　③焼酎　④地球　⑤鎮圧　⑥喧嘩　⑦破格　⑧妙案　⑨奇跡

P102　合体漢字③

①異例　②計測　③地震　④頭痛　⑤否認　⑥活路　⑦祈願　⑧矜持　⑨理屈

P103　合体漢字④

①攻守　②縦横　③洗顔　④案外　⑤格納　⑥完敗　⑦犠牲　⑧岐路　⑨闇雲

P104　漢字読み 国①

①アメリカ　②インド　③カナダ　④シンガポール　⑤ドイツ　⑥アイルランド　⑦フランス　⑧ブラジル　⑨スペイン

P105　漢字読み 国②

①イギリス　②ベトナム　③ノルウェー　④スイス　⑤ニュージーランド　⑥オーストラリア　⑦タイ　⑧トルコ　⑨エジプト

P106　漢字読み スポーツ①

①サッカー　②バレーボール　③ドッジボール　④バドミントン　⑤ビリヤード　⑥ボウリング　⑦ソフトボール　⑧テニス　⑨バスケットボール

P107　漢字読み スポーツ②

①ラグビー　②ゲートボール　③ボクシング　④テコンドー　⑤ゴルフ　⑥アイスホッケー　⑦アメフト　⑧アーチェリー　⑨ベースボール

P108　漢字読み 植物①

①ヒマワリ　②アジサイ　③アサガオ　④ツクシ　⑤ワスレナグサ　⑥コスモス　⑦タンポポ　⑧イチョウ　⑨ドングリ

P109　漢字読み 植物②

①ヒヤシンス　②サボテン　③リンドウ　④ホウセンカ　⑤アヤメ　⑥ナデシコ　⑦ノウゼンカズラ　⑧オシロイバナ　⑨ホオズキ

P110　漢字読み 動物①

①キツネ　②ネズミ　③イノシシ　④キリン　⑤シマウマ　⑥リス　⑦オットセイ　⑧トナカイ　⑨コウモリ

P111　漢字読み 動物②

①イルカ　②オオカミ　③カバ　④ラッコ　⑤モグラ　⑥ラクダ　⑦ウサギ　⑧トラ　⑨カワウソ

P112　漢字読み 魚①

①アユ　②サケ　③カツオ　④ヒラメ　⑤マ

グロ　⑥ブリ　⑦ウナギ　⑧サンマ　⑨シャチ

P113　漢字読み 魚②

①フグ　②サバ　③カレイ　④タイ　⑤ヤマメ　⑥シシャモ　⑦マンボウ　⑧アンコウ　⑨トビウオ

P114　漢字読み 虫①

①カ　②セミ　③ハチ　④クモ　⑤ホタル　⑥モンシロチョウ　⑦トンボ　⑧バッタ　⑨ミミズ

P115　漢字読み 虫②

①オニヤンマ　②ミノムシ　③アゲハチョウ　④カメムシ　⑤タマムシ　⑥カゲロウ　⑦カイコ　⑧テントウムシ　⑨コオロギ

P116　対義語クイズ①

①ウシロ　②ヤワラカイ　③オリル(クダル)　④ハヤイ　⑤チイサイ　⑥トクベツ　⑦トウイツ(トウゴウ)　⑧フルイ　⑨カイホウ(カイセツ)

P117　対義語クイズ②

①オウフク　②コウゲキ　③セイサン　④ゲンショウ　⑤ソエン　⑥ジンコウ　⑦ショウリ　⑧ウヤマウ　⑨トクシュ

P118　四字熟語穴埋め①

①意　②伝　③二　④武　⑤期　⑥給　⑦風　⑧農　⑨林　⑩諸　⑪翼　⑫越　⑬四　⑭縫　⑮口　⑯同

P119　四字熟語穴埋め②

①回　②哀　③刀　④画　⑤器　⑥耕　⑦故　⑧人　⑨鳥　⑩蓮　⑪切　⑫無　⑬暗　⑭鯨　⑮田　⑯右　⑰位　⑱載

P120　四字熟語穴埋め③

①髪　②明　③業　④肉　⑤不　⑥出　⑦骨　⑧枯　⑨創　⑩異　⑪進　⑫東　⑬竜　⑭雲　⑮若　⑯転

P121　四字熟語穴埋め④

①日　②千　③実　④厚　⑤嫁　⑥絶　⑦体　⑧方　⑨鏡　⑩丈　⑪羅　⑫奔　⑬応　⑭尊　⑮視　⑯言　⑰乱　⑱備

P122　画数かぞえ計算①

①9(3+3+3)　②5(5+4−4)　③15(5+2+4+4)　④14(4+4+3+3)　⑤13(6+5+11−9)　⑥20(3+3+5+9)

P123　画数かぞえ計算②

①7(2+3+2)　②4(5+4−5)　③19(6+4+4+5)　④17(4+5+2+6)　⑤15(5+4−6+12)　⑥9(3+16+4−14)

P124　画数かぞえ計算③

①8(3+3+2)　②3(3+4−4)　③16(4+5+4+3)　④17(4+4+4+5)　⑤8(8+7+6−13)　⑥15(5+6−4+8)

P125　画数かぞえ計算④

①8(3+2+3)　②2(3+3−4)　③16(5+4+4+3)　④21(6+5+3+7)　⑤9(9+7−11+4)　⑥14(6+12+9−13)

P126〜130　漢字点つなぎ

P143に解答を掲載しています。

P26
対称図形描き①

①

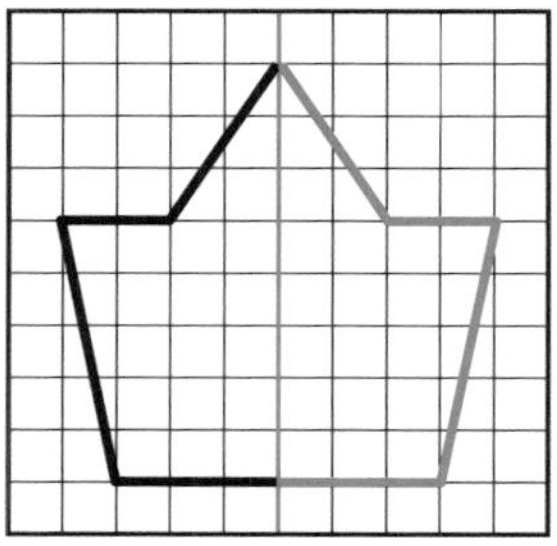

②

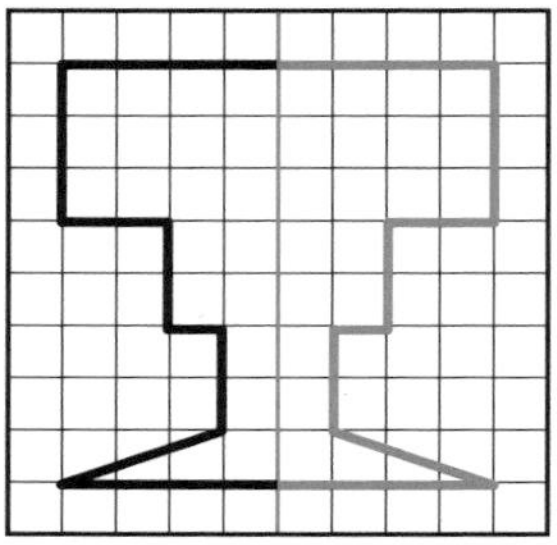

③

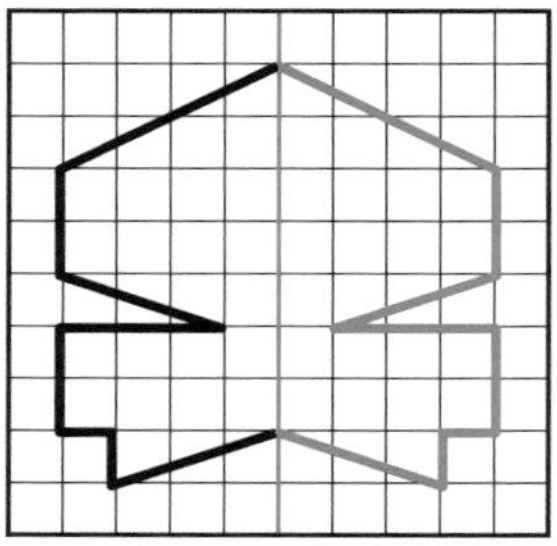

④

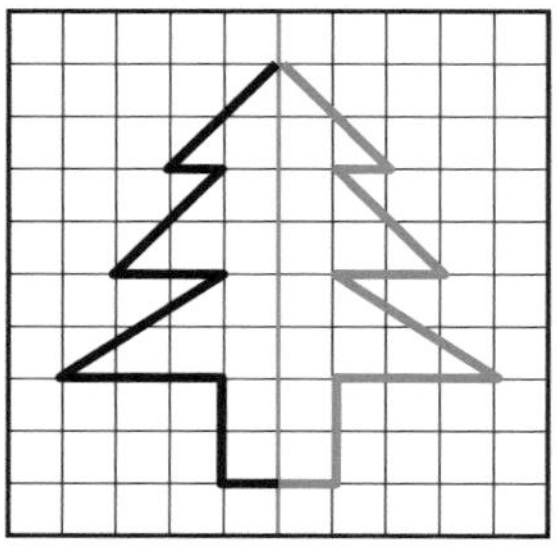

⑤

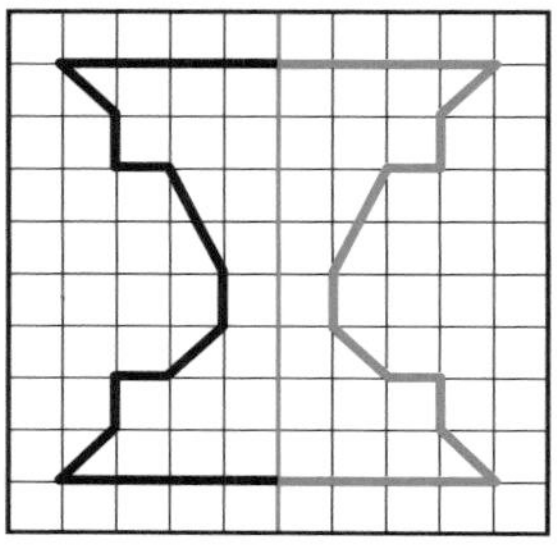

P27
対称図形描き②

①

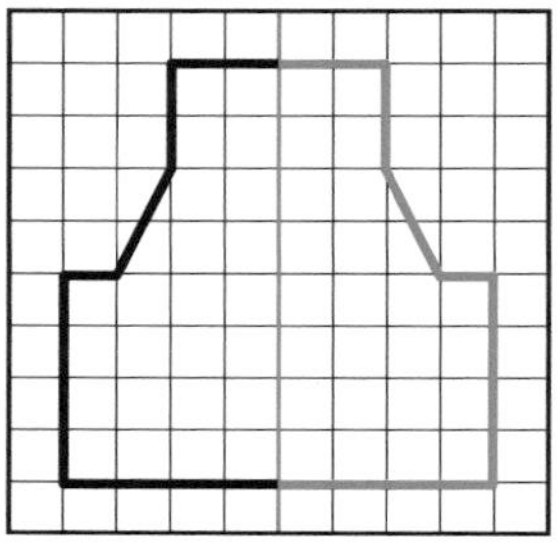

②

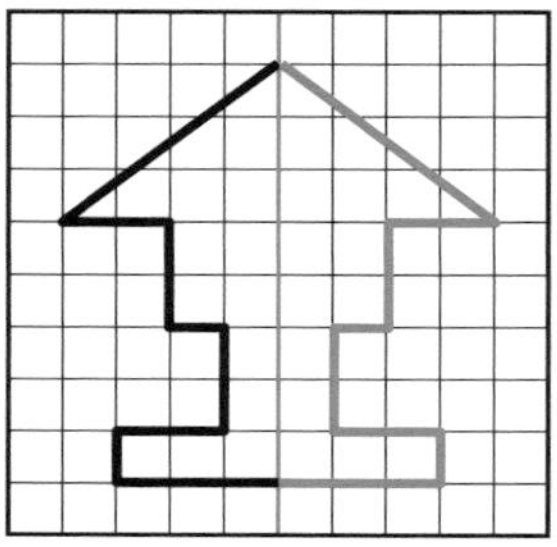

③

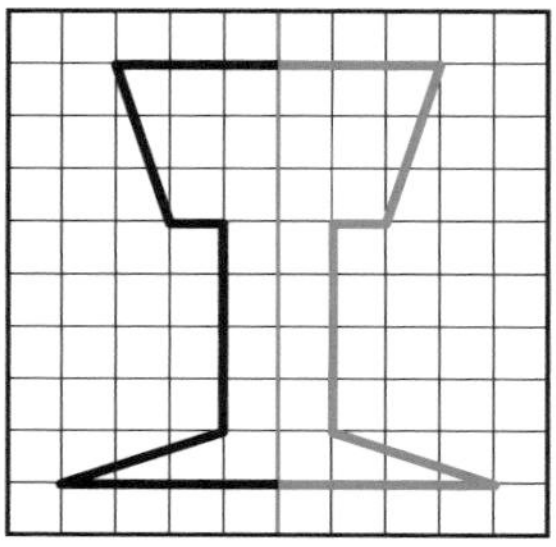

④

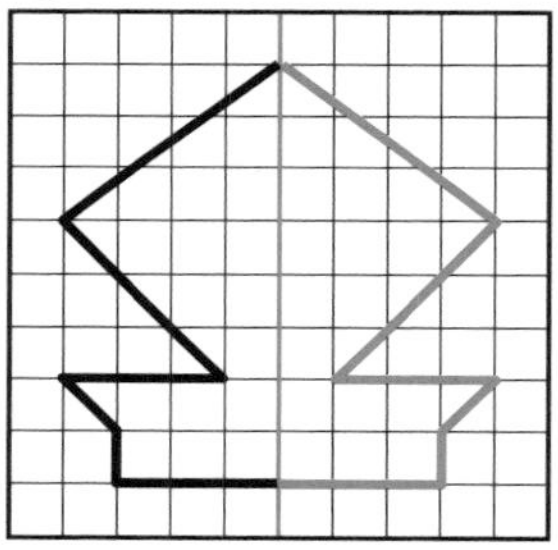

⑤

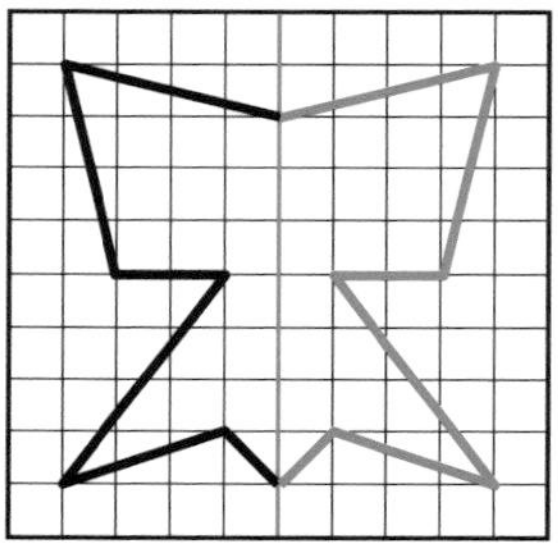

⑥

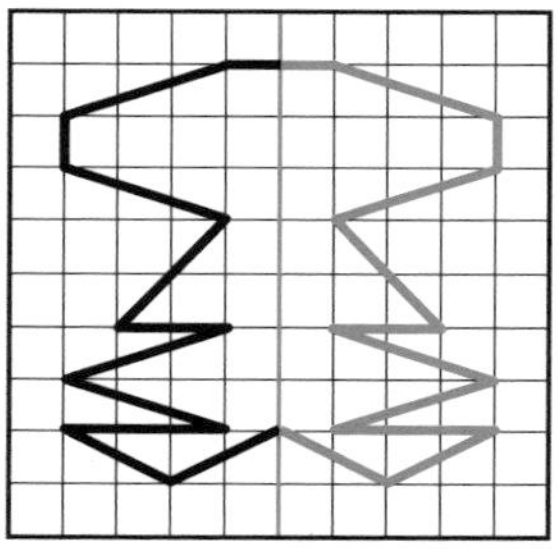

P28
対称図形描き③

①

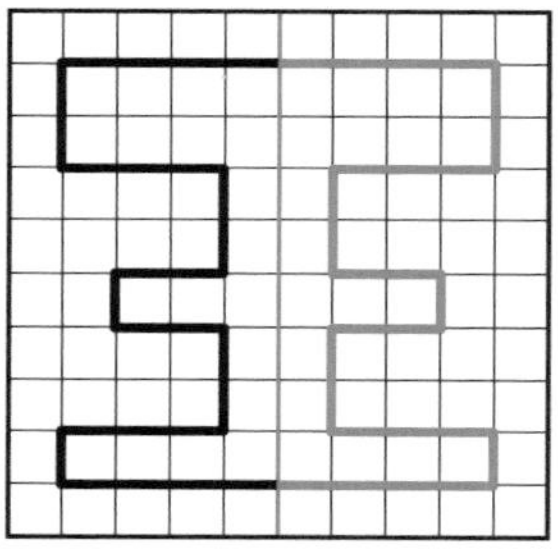

②

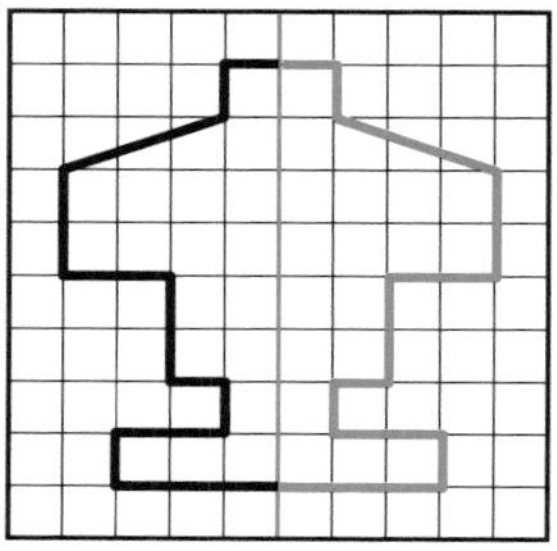

③

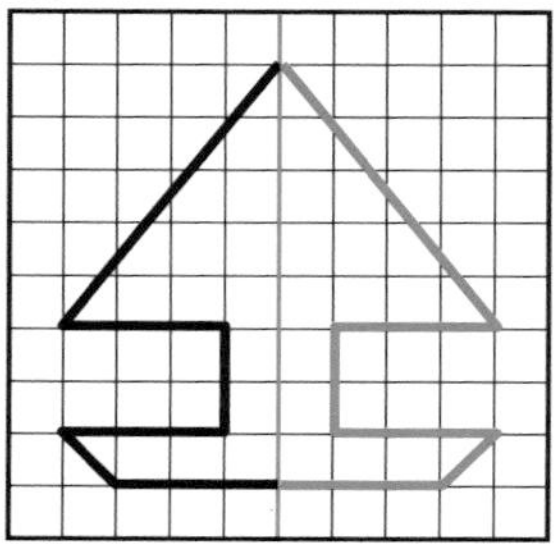

④

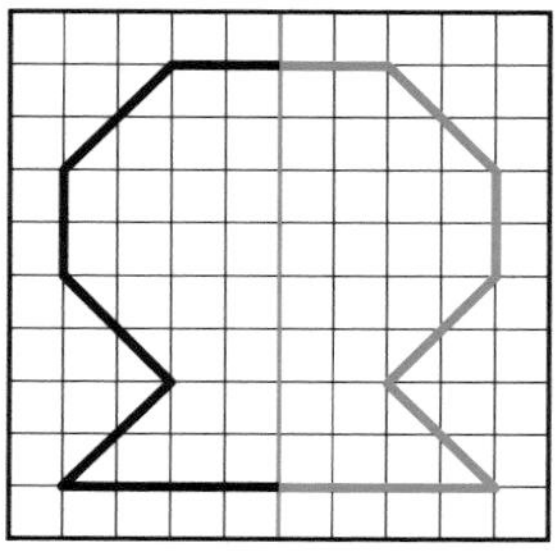

⑤

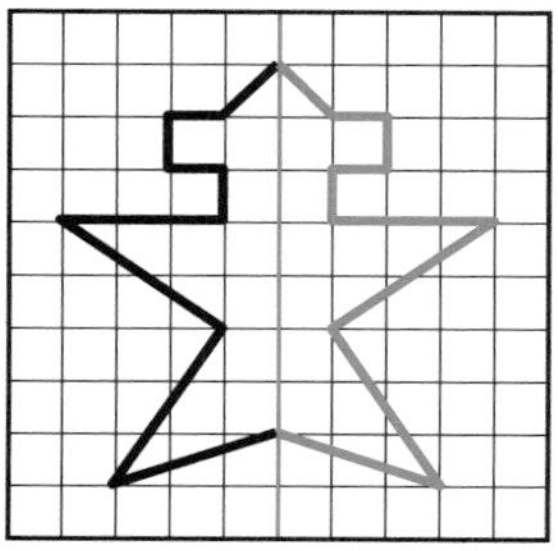

⑥

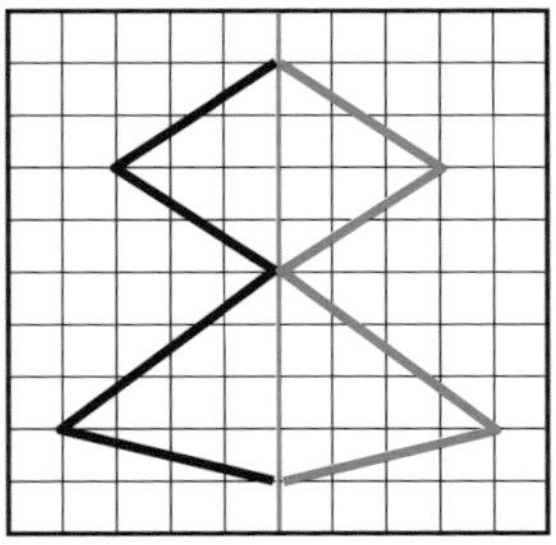

P29
対称図形描き④

①

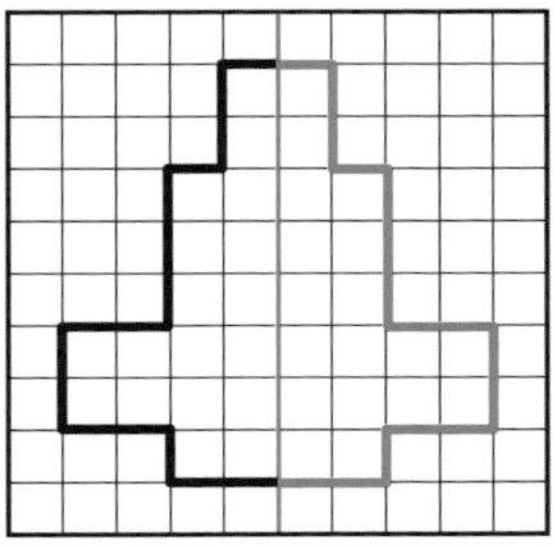

②

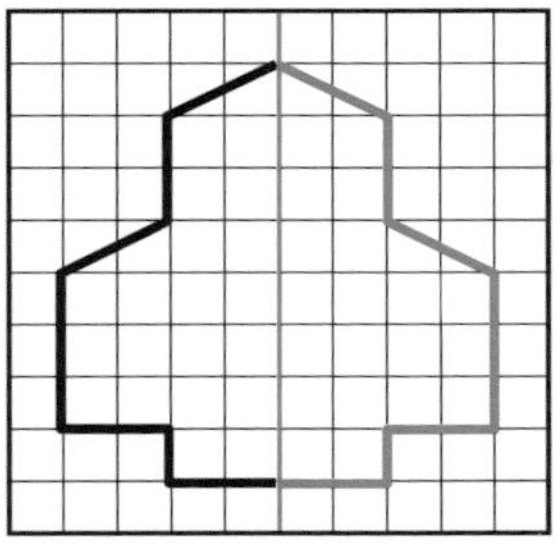

③

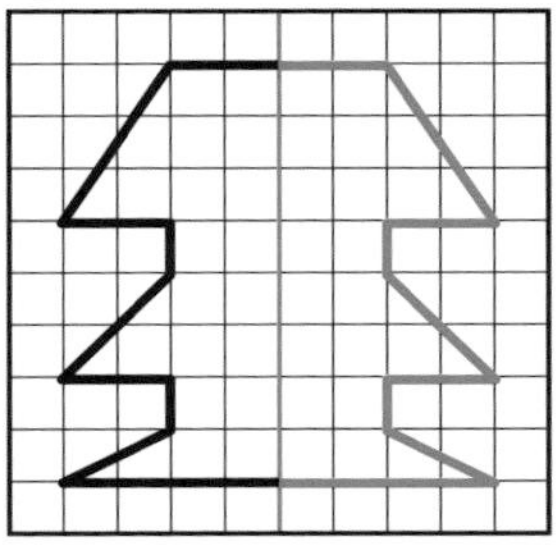

④

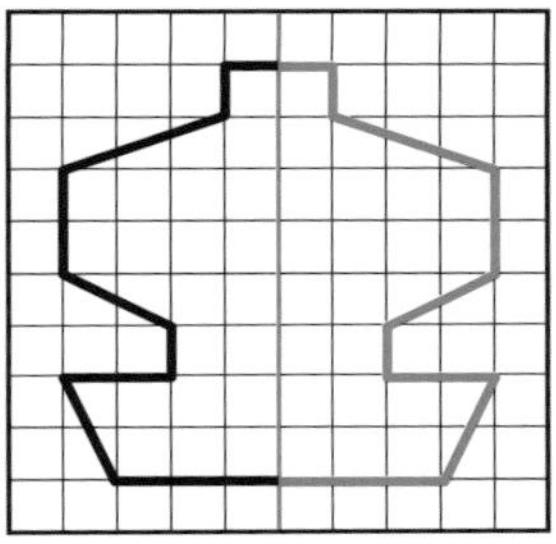

⑤

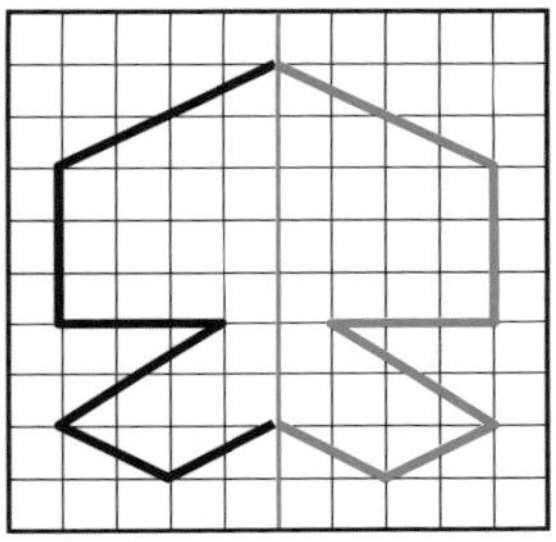

⑥

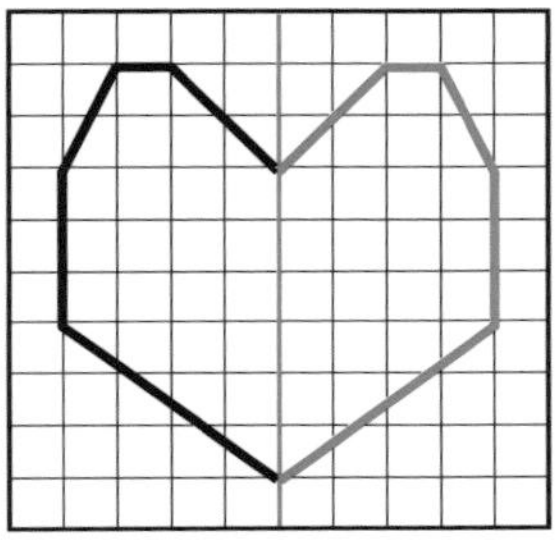

P30
対称図形描き⑤

①

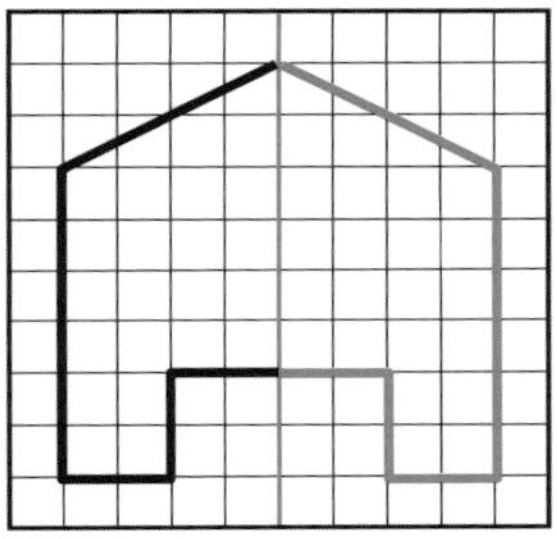

②

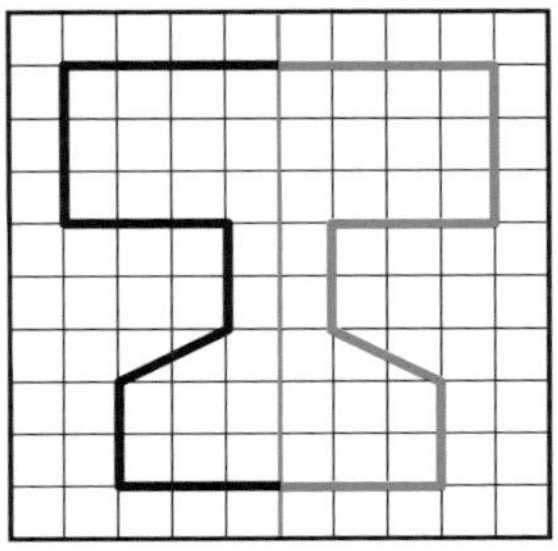

③

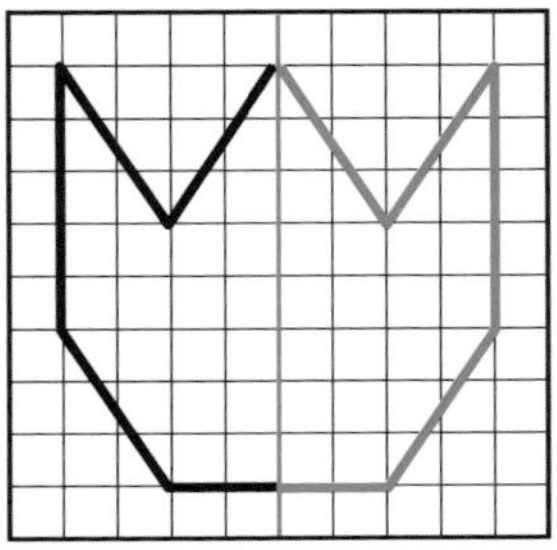

④

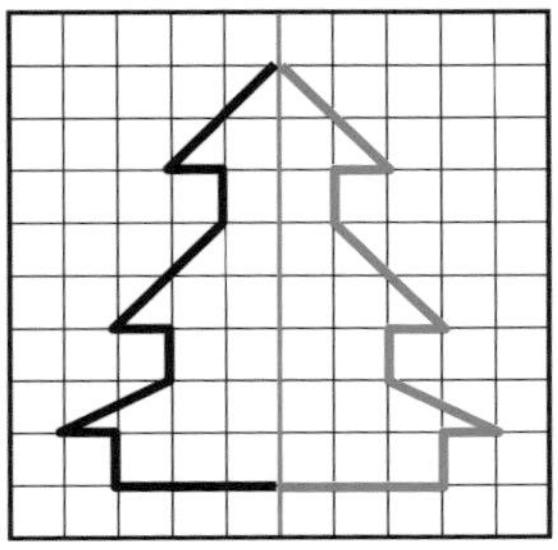

⑤

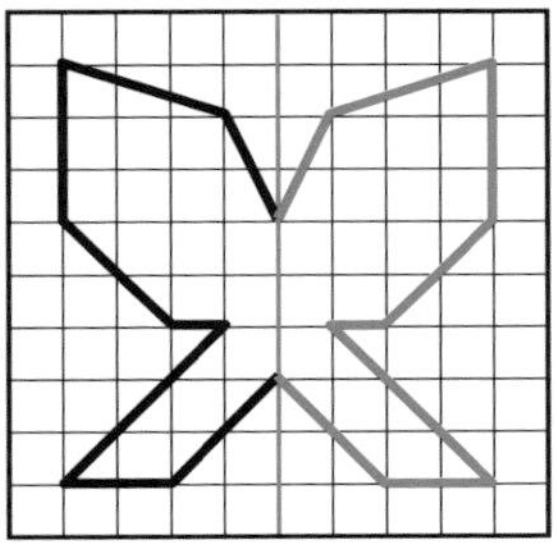

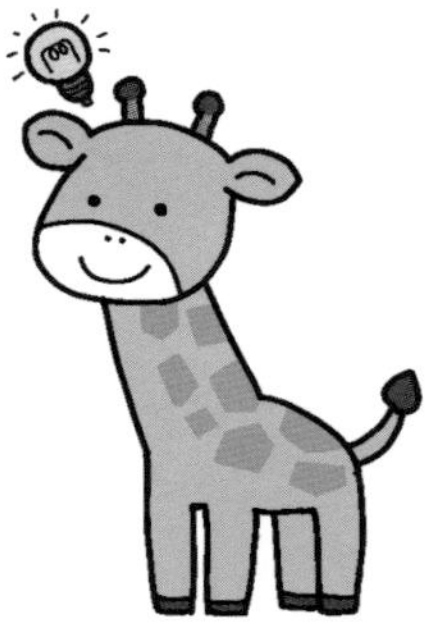

P62 言葉見つけ①

①

さ	か	に	へ	ゆ	し	ろ	ひ	み
く	す	い	お	る	れ	て	い	や
ら	わ	つ	な	り	め	さ	ち	に
ん	そ	む	ほ	ん	た	ぬ	ご	よ
ぼ	は	ち	け	ご	の	え	ら	ま

りんご、いちご、
さくらんぼ

②

さ	し	え	ひ	わ	き	む	れ	さ
け	と	せ	ら	か	な	よ	い	ん
み	び	の	め	ゆ	ま	り	こ	ま
て	う	る	も	に	ぐ	ち	を	や
た	お	ぬ	つ	へ	ろ	そ	ほ	ね

さけ、ひらめ、さんま、
まぐろ、とびうお

P63 言葉見つけ②

①

あ	に	ら	は	く	ぴ	ー	ま	ん
お	ゆ	ん	も	ち	め	り	れ	わ
と	そ	せ	じ	ふ	る	な	す	み
ほ	う	れ	ん	そ	う	ほ	え	ろ
が	う	や	か	の	こ	ま	つ	な

にら、ぴーまん、こまつな、
ほうれんそう

②

あ	お	も	り	や	は	へ	よ	お
く	ぐ	ん	ま	ま	さ	が	む	き
え	あ	い	ち	な	ぬ	ら	え	と
と	や	す	そ	と	く	し	ま	へ
み	え	つ	ん	う	か	こ	め	を

とくしま、さが、あいち、
ぐんま、あおもり、みえ

P64 言葉見つけ③

①

て	せ	そ	こ	つ	す	と	る	む
あ	け	よ	ほ	お	れ	の	ん	と
ね	り	ん	や	お	ろ	え	か	ぼ
み	な	し	は	ぬ	へ	ぎ	ら	い
ふ	め	に	を	ひ	さ	く	ゆ	ま

こおろぎ、とんぼ、あり

②

ぺ	く	ろ	せ	お	あ	ま	え	こ
つ	ん	け	く	と	ひ	ざ	わ	や
い	に	ぎ	む	じ	い	も	ら	り
み	か	の	ん	れ	ら	る	ふ	し
そ	ゆ	は	う	た	よ	な	か	を

いか、くじら、いるか、
ぺんぎん、あざらし

P65 言葉見つけ④

①

ば	す	せ	あ	む	ひ	ぬ	い	か
て	つ	ち	に	の	し	こ	よ	ろ
へ	さ	け	ほ	た	な	れ	う	も
ふ	お	く	る	ま	み	わ	ら	き
り	ね	そ	め	ゆ	や	と	え	ん

くるま、ばす、ふね、
ひこうき

②

く	ぬ	え	こ	ほ	つ	み	に	き	う
し	ち	へ	さ	い	あ	た	ま	さ	お
す	と	び	れ	む	ひ	ね	け	せ	す
の	あ	も	る	は	じ	か	ゆ	な	つ
く	る	ぶ	し	な	や	て	ば	か	せ

せなか、くるぶし、はな、
くちびる、あたま、ひじ

P66 言葉見つけ⑤

①

ほ	ぬ	は	ね	な	え	う	は	ふ
ぱ	き	さ	い	ま	さ	ん	の	わ
ん	ゆ	み	た	る	め	ら	ぴ	り
に	れ	け	し	ご	む	み	そ	つ
て	を	す	く	と	か	よ	や	も

えんぴつ、はさみ、
けしごむ

②

も	に	わ	き	た	べ	と	な	む
る	お	ほ	ね	い	ゆ	て	さ	こ
ぬ	ふ	れ	ん	ま	い	そ	み	よ
く	や	え	ち	け	は	ん	ら	ひ
あ	め	り	か	の	つ	う	ど	を

あめりか、いんど、べとなむ、
たい、にほん

P67 言葉見つけ⑥

①

ち	せ	あ	こ	ひ	そ	む	ろ	も
よ	ま	な	て	う	ぬ	お	ゆ	か
る	つ	め	き	ほ	ふ	お	ま	な
わ	え	す	や	け	に	つ	へ	ざ
く	た	え	つ	れ	ら	が	ん	わ

まつえ、こうふ、おおつ、
かなざわ

②

う	を	つ	ふ	の	す	み	れ	あ
て	め	か	じ	ひ	と	け	せ	す
ぼ	な	い	ろ	ち	ま	る	よ	と
た	ゆ	さ	く	ら	え	わ	も	み
ん	き	そ	こ	あ	に	へ	り	よ

ふじ、ひまわり、さくら、
ぼたん、すみれ、うめ

P96
漢字間違い探し①

①

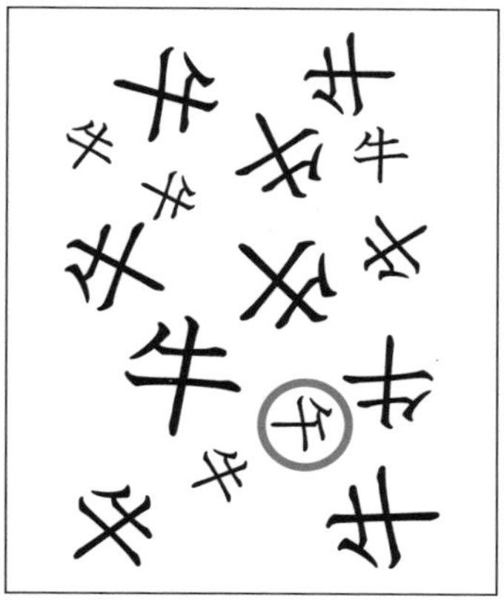

②

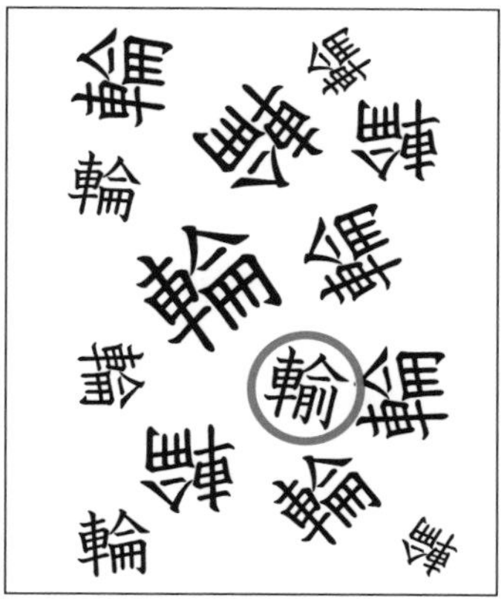

③

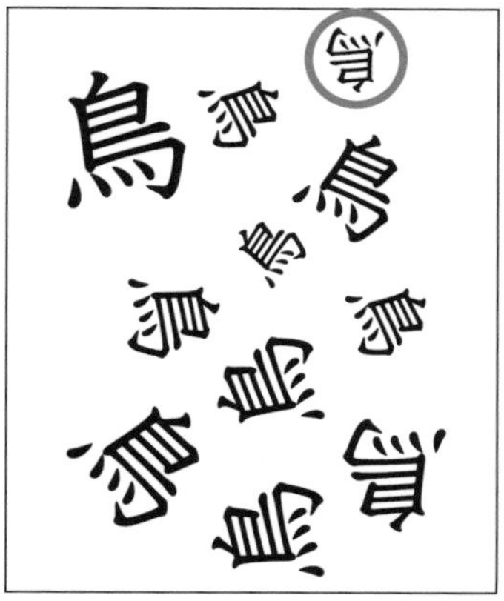

④

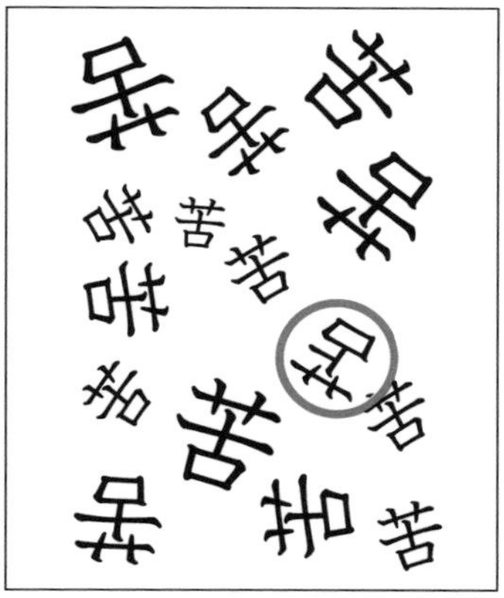

P97
漢字間違い探し②

①

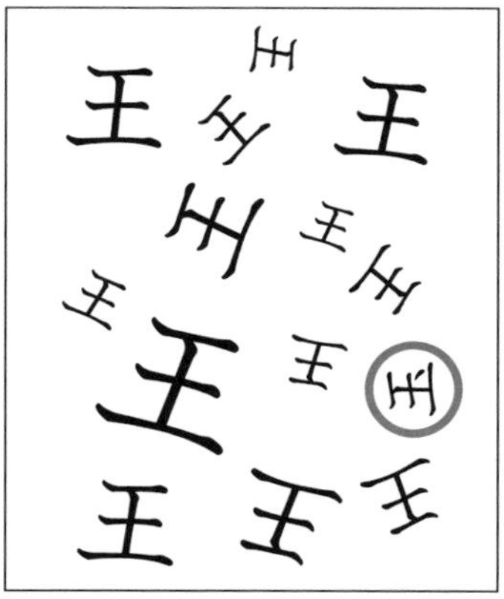

②

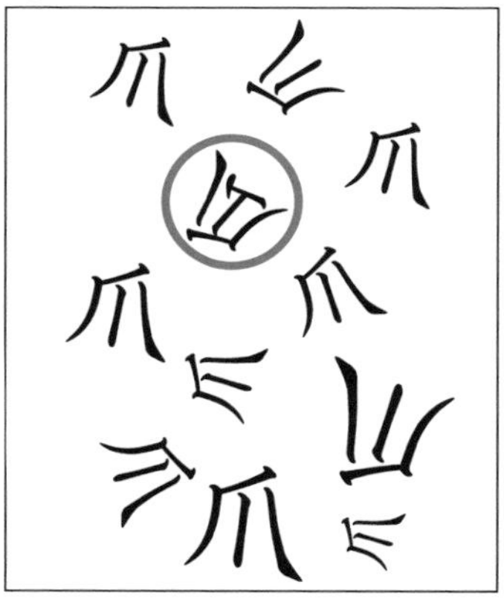

③

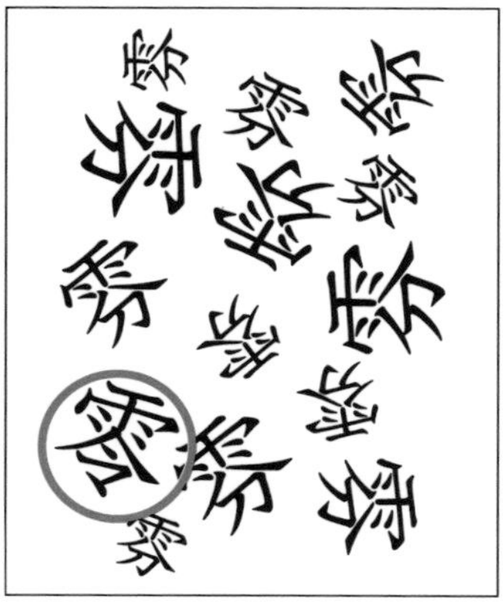

④

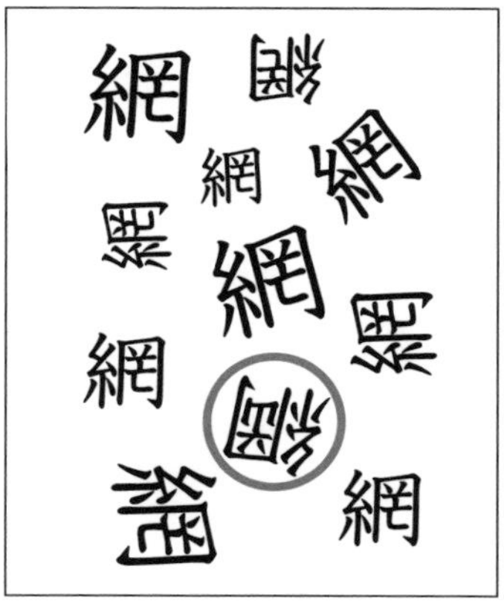

P98
漢字間違い探し③

①

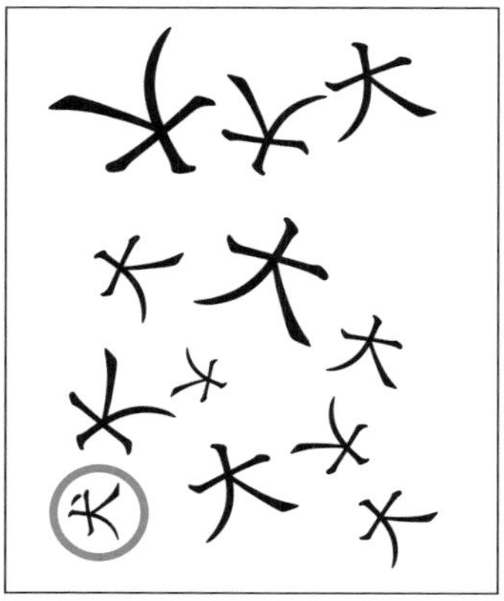

②

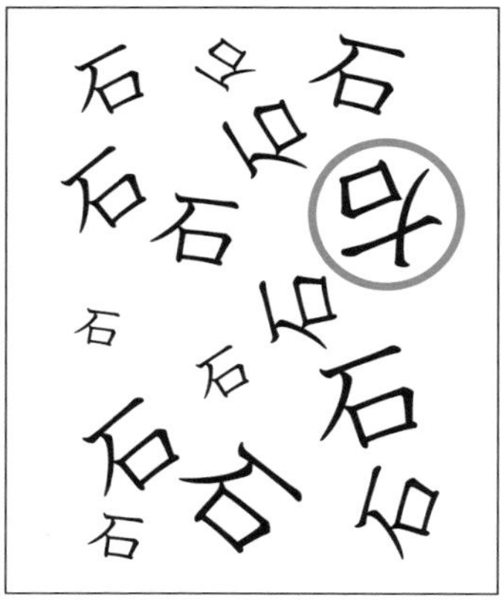

③

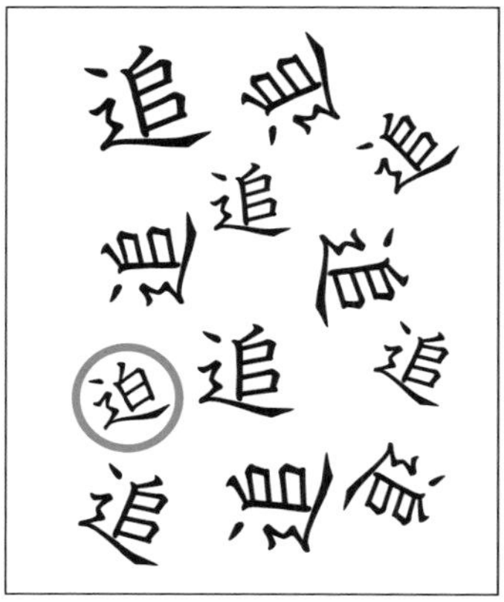

④

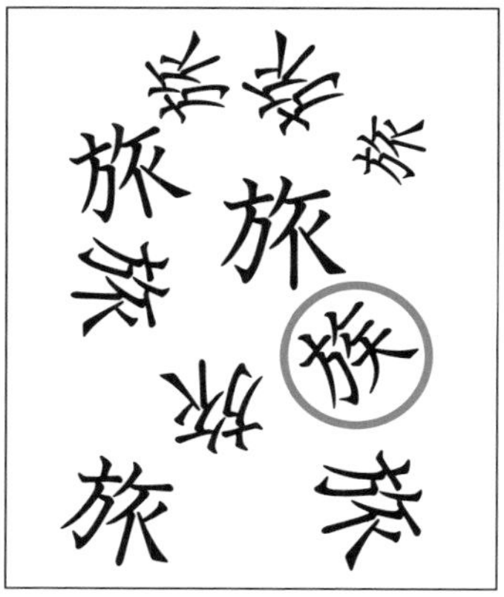

P99
漢字間違い探し④

①

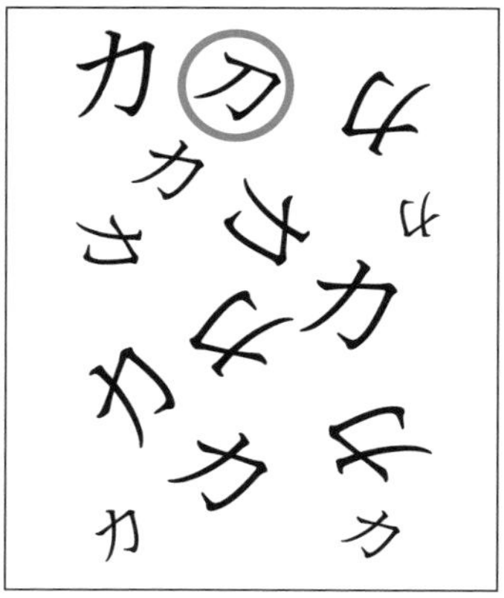

②

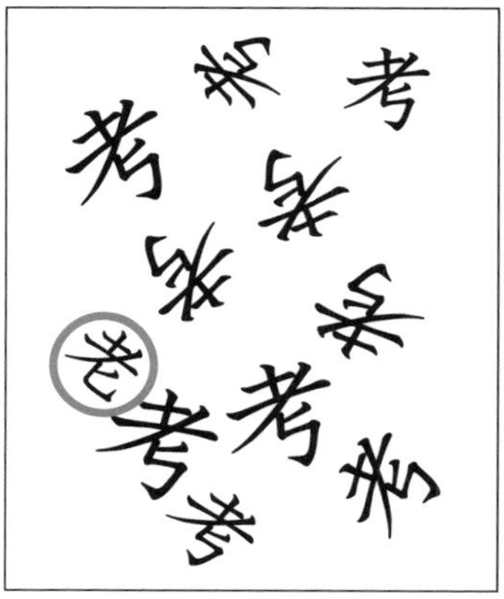

③

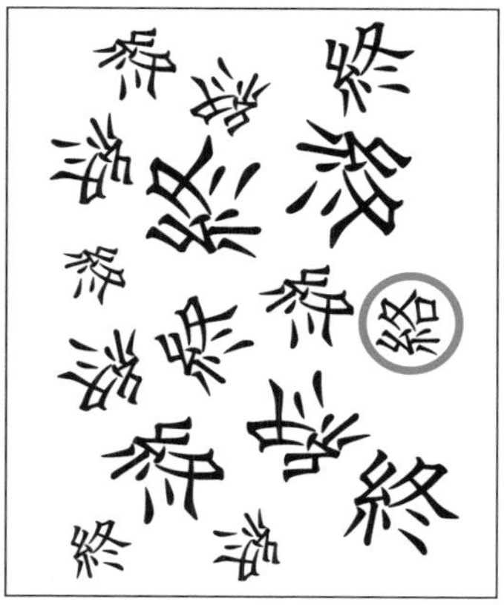

④

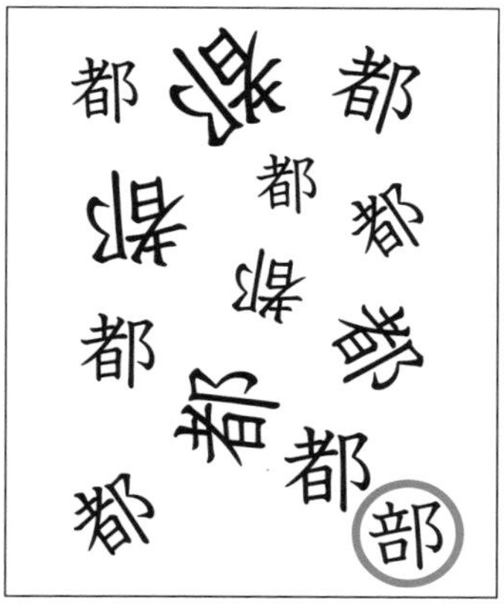

P126　漢字点つなぎ①

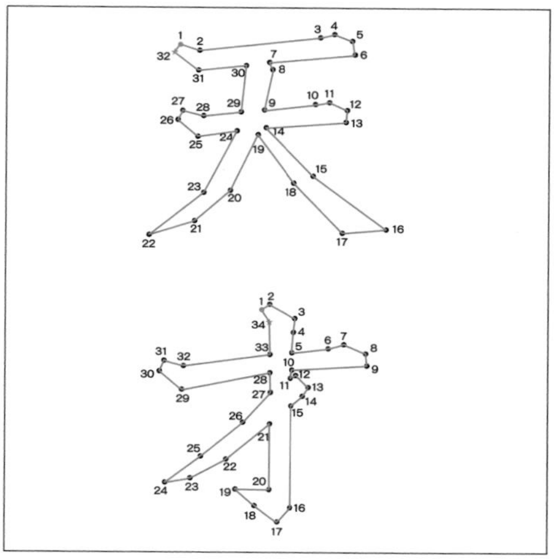

天才

P127　漢字点つなぎ②

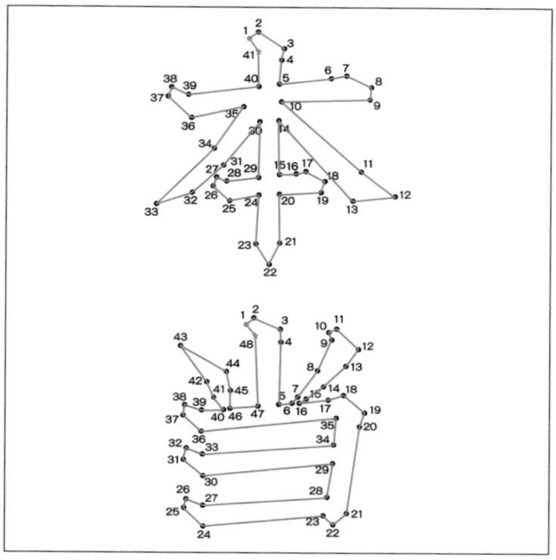

本当

P128　漢字点つなぎ③

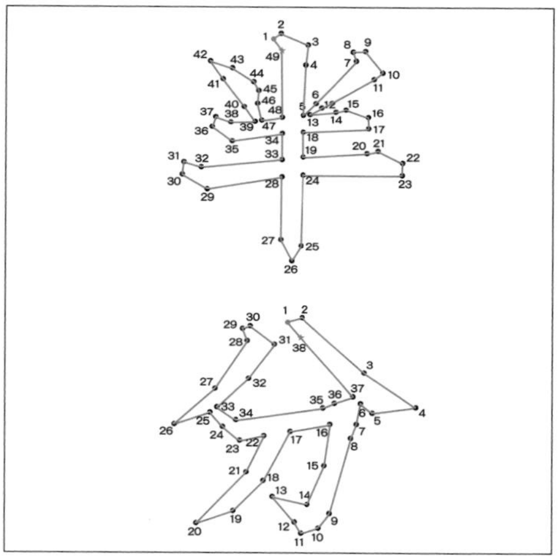

半分

P129　漢字点つなぎ④

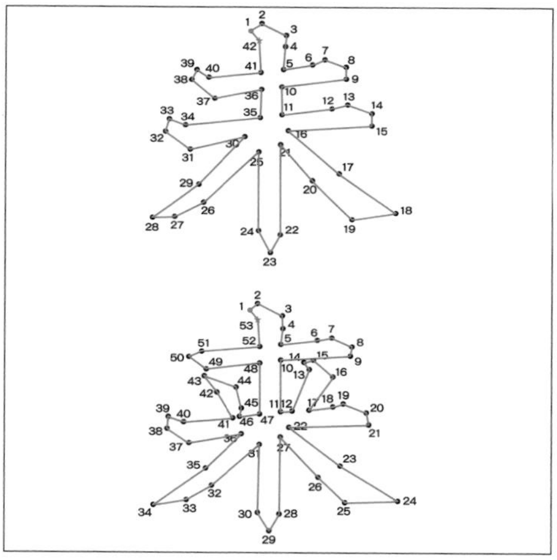

未来

P130　漢字点つなぎ⑤

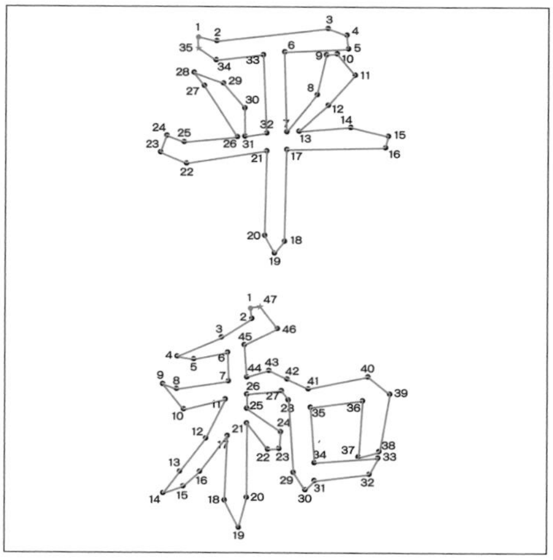

平和

監修 **篠原菊紀**（しのはら・きくのり）

脳科学者・健康教育学者。公立諏訪東京理科大学工学部情報応用工学科教授。東京大学教育学部卒業。専門は脳科学、健康教育学、精神衛生学。学習しているとき、運動しているとき、遊んでいるときなどの日常的な場面での脳活動を研究している。脳トレ、勉強法、認知機能低下予防などの著書や監修、教材開発を多数手掛ける。

監修 **デイサービスクローバー**

友達や役割が出来るデイサービス。通所介護の基本方針の中にある「利用者の自立を促し、社会的孤立感の解消及び心身の機能維持」や「家族の身体的及び精神的負担と経済的な軽減を図る」を目的とし、夜20時頃までの延長サービスや宿泊サービスも展開している。一人一人がゲストとそのご家族の本質的な幸せを心から考え抜いた関わりを目指している。

STAFF

カバーデザイン	竹崎真弓（株式会社ループスプロダクション）
本文デザイン・DTP	竹崎真弓（株式会社ループスプロダクション）
イラスト	森　千夏
編集	金丸信丈、神宮　遥（株式会社ループスプロダクション）
校正	聚珍社

脳科学者《のうかがくしゃ》×介護士《かいごし》が本気《ほんき》で考《かんが》えた

脳《のう》が若返《わかがえ》る毎日《まいにち》ひらめきテスト

2023年９月10日　第１刷発行

監　修　篠原菊紀《しのはらきくのり》、デイサービスクローバー
発行者　吉田芳史
印刷所　株式会社光邦
製本所　株式会社光邦
発行所　株式会社日本文芸社
〒100-0003 東京都千代田区一ツ橋1-1-1 パレスサイドビル8F
TEL　03-5224-6460（代表）

Printed in Japan　112230825-112230825 Ⓝ 01（240100）
ISBN978-4-537-22131-2

（編集担当：藤澤）

内容に関するお問い合わせは、
小社ウェブサイトお問い合わせフォームまでお願いいたします。
https://www.nihonbungeisha.co.jp/